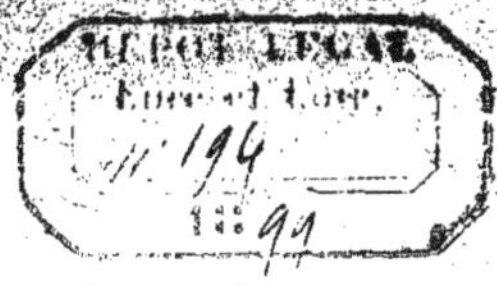

L'ÉPREUVE

DE LA

GLYCOSURIE ALIMENTAIRE

AU COURS DES CIRRHOSES

PAR

Le D^r Ed. ESCUYER

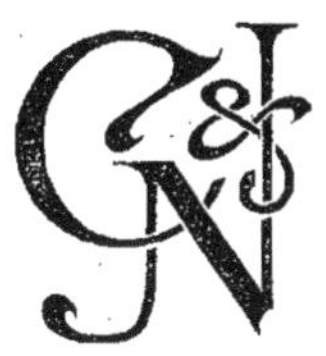

PARIS

GEORGES CARRE et C. NAUD, ÉDITEURS

3, RUE RACINE, 3

1899

L'ÉPREUVE

GLYCOSURIE ALIMENTAIRE

AU COURS DES CIRRHOSES

PAR

Le D^r Ed. ESCUYER

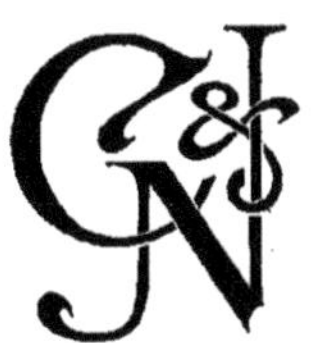

PARIS

GEORGES CARRE ET C. NAUD, ÉDITEURS

3, RUE RACINE, 3

1899

INTRODUCTION

L'épreuve de la glycosurie alimentaire, depuis qu'elle
a été préconisée par Colrat, a subi des fortunes assez diverses, Elle a tout d'abord été donnée comme un signe
différentiel entre les cirrhoses et les affections qui peuvent
la simuler. « La glycosurie alimentaire, disait Colrat (1),
est un signe d'obstruction partielle ou totale de la veine
porte, soit par pyléphlébite ou compression, soit par cirrhose. »

Plus tard, M. Roger (2) essaya de montrer que la glycosurie alimentaire indique l'insuffisance de la cellule hépatique dans son rôle glycogénétique en même temps que
dans sa fonction antitoxique, et cette opinion a été admise
jusqu'à ces dernières années par tous les auteurs qui font
autorité.

Récemment, les travaux de MM. Linossier et Roque (3)

---

(1) COLRAT. *Lyon médical*, 1875, n° 15.

(2) ROGER. Contribution à l'étude des glycosuries d'origine hépatique.
Revue de médecine, 1886, p. 935. Action du foie sur les poisons. *Thèse*,
Paris, 1886.

(3) LINOSSIER et ROQUE. Glycosurie alimentaire chez l'homme bien portant. *Arch. de méd. exp.*, 1er mars 1895. Mémoire de M. Linossier présenté à la *Soc. méd. des hôp.*, résumé par M. Debove, 22 avril 1898.

sur la glycosurie alimentaire de l'homme bien portant tendent à prouver que la glycosurie est le symptôme d'une mëiopragie de la fonction d'assimilation du sucre qui serait, d'après ces auteurs, moins l'indice d'une vulnérabilité spéciale du foie que la manifestation d'un état de la nutrition, comparable à celui des diabétiques.

Si une telle conception devait prévaloir, on comprend que la glycosurie alimentaire perdrait toute sa valeur en tant que symptôme d'insuffisance hépatique. Aussi, différents médecins se sont-ils élevés contre elle.

Hanot (1), dans un remarquable rapport, lu au Congrès de Bordeaux, déclarait qu'il conservait toute sa confiance à l'épreuve du sucre. « Tout en reconnaissant la haute compétence des savants lyonnais, je pense, disait-il, que jusqu'à nouvel ordre la glycosurie alimentaire reste un élément séméiologique important. »

M. Cassaet, au même congrès, faisait observer que la glycosurie alimentaire existe non seulement dans les lésions anatomiques du foie, mais aussi dans les simples troubles fonctionnels, et que peut-être M. Linossier avait considéré comme bien portants des sujets présentant ces troubles.

Enfin, MM. Achard; Castaigne (2) et Weil (3) ont montré dans une série de recherches récentes que la gly-

---

(1) Hanot. Rapports de l'intestin et du foie. *Congrès de Bordeaux*, 1895.

(2) Achard et Castaigne. Causes d'erreur de la glycosurie alimentaire. *Arch. de méd. exp.*, janvier 1898.

(3) Achard et Weil. Saccharosurie alimentaire. *Soc. méd. des hôp.*, 4 mars 1898.

cosurie alimentaire conservait sa valeur clinique si l'on avait soin d'éviter les causes d'erreur qu'ils ont bien mises en lumière.

En résumé, il existe actuellement deux opinions très tranchées : l'une qui soutient que l'épreuve de la glycosurie alimentaire, si elle est positive, n'indique en rien l'insuffisance hépatique ; l'autre, au contraire, qui admet que cette épreuve donne des indications de premier ordre sur l'état fonctionnel de la cellule hépatique, à condition de bien tenir compte des éléments qui peuvent en vicier les résultats.

Nous avons pensé qu'il serait intéressant de reprendre cette étude non dans son ensemble, car le sujet serait trop vaste, mais dans un groupe spécial des maladies du foie, les cirrhoses. Le sujet ainsi limité permettra de tirer des conclusions plus précises sur ce point de la pathologie hépatique encore si discuté à l'heure actuelle.

Avant de commencer cette étude qu'il nous soit permis d'adresser ici nos plus sincères remerciements à M. le Pr Hutinel qui a bien voulu accepter la présidence de notre thèse.

Nous remercions également M. Castaigne pour l'obligeance avec laquelle il a mis à notre disposition le résultat de ses propres recherches.

CHAPITRE PREMIER

HISTORIQUE DE LA GLYCOSURIE ALIMENTAIRE
DANS LES CIRRHOSES

Les cirrhoses hépatiques sont les affections du foie, dans lesquelles on a tout d'abord recherché la glycosurie alimentaire. Colrat (1), le premier, a trouvé des résultats positifs au cours de la cirrhose atrophique. Sa première observation concerne un malade dont la matité hépatique avait complètement disparu et qui présentait une ascite très minime avec développement marqué des veines abdominales. La glycosurie alimentaire fut recherchée en faisant absorber au malade 250 grammes de raisin ; les urines examinées contenaient une grande quantité de glucose. Le malade mourut et, à l'autopsie, on trouva un foie granuleux, petit, ratatiné, pesant 725 grammes. C'était donc un cas très net de glycosurie alimentaire au cours de la cirrhose atrophique.

La deuxième observation est celle d'un malade de 20 ans qui présentait une ascite abondante avec veines

---

(1) COLRAT. *Lyon médical*, 1875, n° 15. De la glycosurie comme signe d'obstruction partielle ou totale de la veine porte.

sous-cutanées abdominales très développées, sans augmentation du foie. Après un repas composé de 200 grammes de raisin, on put constater la présence d'une notable
quantité de sucre dans l'urine. A l'autopsie on trouva un
foie granuleux pesant 1,250 grammes.

Colrat, rapportant ces observations qui constituent les
deux premiers cas de recherche de la glycosurie alimentaire, fait remarquer tout d'abord qu'il ne s'agit pas la du
véritable diabète, car le sucre n'apparaît dans l'urine que
lorsqu'il est apporté des intestins en trop grande quantité.
Il conclut de ces deux faits qu'ils n'ont pas seulement
pour résultat d'apporter un appui à la théorie physiologique de Claude Bernard, mais que la glycosurie con-
statée dans des conditions identiques aux siennes, devient
un signe d'obstruction partielle ou totale de la veine porte,
soit par pyléphlébite ou compression, soit par cirrhose.

Il fait de la glycosurie alimentaire un symptôme différentiel entre la cirrhose atrophique et les maladies asci-
tiques qui peuvent la simuler.

A ce point de vue, il cite l'observation d'un jeune
homme qui avait tous les signes d'une cirrhose sans avoir
la glycosurie alimentaire. Or, l'autopsie démontra qu'il
s'agissait d'une péritonite tuberculeuse malgré l'intégrité
pulmonaire. En résumé, de ce travail de Colrat on pou-
vait conclure que la glycosurie alimentaire positive sert
au diagnostic de l'obstruction de la veine porte et notamment des cirrhoses. La thèse de Couturier (1) faite dans

-----

(1) COUTURIER. *Thèse*, Paris, 1875.

le but de vérifier les résultats de Colrat arrive aux mêmes conclusions.

Il rapporte les observations de l'auteur lyonnais et cite une observation personnelle dans laquelle il s'agit d'un malade présentant de la cirrhose hypertrophique arrivée à la période ultime, et chez qui la glycosurie alimentaire fut positive.

Le Pr Lépine (1) publie en 1876 trois nouveaux cas de glycosurie alimentaire au cours de cirrhoses diagnostiquées cliniquement puis à l'autopsie.

Robineaud (2) en 1878 reprenant la question dans sa thèse rappelle les diverses observations publiées avant lui et le premier cite des cas de cirrhoses hypertrophiques dans lesquels l'épreuve de la glycosurie alimentaire avait été négative.

Sa première observation concerne un homme de 30 ans atteint de cirrhose hypertrophique avec crises passagères d'ictère et de décoloration des matières. Pendant 20 jours, il fit absorber chaque jour au malade 100 grammes de glucose et ne constata jamais l'apparition de sucre dans les urines.

La deuxième observation a trait à un malade atteint de cirrhose hypertrophique douteuse, chez qui une triple épreuve n'aboutit qu'à des résultats négatifs.

Déjà, le signe de Colrat qui avait été admis par Couturier et Lépine comme pathognomonique de toutes

---

(1) Lépine. *Compte rendu de la Soc. de Biologie*, 1876, p. 55.
(2) Robineaud. *Thèse*, Paris, 1878.

les cirrhoses se montrait négatif dans des cas typiques de l'affection scléreuse du foie.

Valmont (1), dans sa thèse de 1879, montra d'une façon bien nette les résultats négatifs de l'épreuve au cours des cirrhoses. Si on examine ses diverses observations, on constate que, dans deux cas où il s'agissait de cirrhose hypertrophique, l'épreuve fut constamment négative. Trois autres observations ainsi classées : cirrhose cardiaque avec insuffisance mitrale, cirrhose atrophique et affection cardiaque, cirrhose atrophique et calculs biliaires, ont également donné des résultats négatifs. Cinq observations relatées dans le travail de Valmont concernent des cas de cirrhose de Laënnec. Dans trois d'entre elles on a trouvé un résultat positif à l'épreuve du sucre, les deux autres observations ont été négatives.

On peut faire remarquer dès maintenant que le malade de l'observation III (voir obs. XVI) eut la glycosurie alimentaire positive le 18 juin et mourut le 5 juillet ; il s'agissait donc d'une cirrhose arrivée à la période ultime de son évolution. Dans l'observation VI (voir obs. XVII) il s'agit encore d'une cirrhose atrophique très grave qui eut un résultat nettement positif après absorption de 150 grammes de glucose. Dans l'observation XII (voir obs. XII) il est question d'un malade atteint de cirrhose atrophique auquel on fit prendre 100 grammes de sucre par jour. Le 1er jour on décela du sucre dans l'urine, puis ultérieurement l'analyse fut négative. Réitérée plusieurs mois plus tard l'épreuve resta encore négative et le malade

----

(1) VALMONT. *Thèse*, 1879, Paris.

quittait bientôt l'hôpital très amélioré. Il s'agit là d'une glycosurie alimentaire passagère au cours de la cirrhose, dont nous verrons toute l'importance en clinique.

Des deux observations de Valmont, dans lesquelles la glycosurie alimentaire resta complètement négative, malgré l'existence d'une cirrhose atrophique très nette, l'observation I concerne un malade dont la mort survint très rapidement, mais on constata à l'autopsie, en plus de la cirrhose, des reins petits et couverts de kystes. L'observation VIII (voir obs. V) montre encore une cirrhose atrophique grave sans examen nécroscopique, toutefois, l'examen des urines, rapporté par Valmont, permet de supposer que, comme le précédent, ce cirrhotique présentait une néphrite atrophique lente.

Nous montrerons toute l'importance de ces constatations quand nous étudierons les causes d'erreur dans la glycosurie alimentaire.

M. Roger, dans sa thèse sur l'action du foie sur les poisons, étudia avec grand soin la glycosurie au cours des différentes affections du foie. Les cirrhoses, dont il rapporte les observations, concernent : 1° trois cas de cirrhoses atrophiques avec ascite et développement marqué de la circulation collatérale ; dans un cas seulement la glycosurie alimentaire fut positive ; 2° un cas de cirrhose atrophique sans ascite, sans développement de la circulation collatérale dans lequel la glycosurie fut positive ; 3° un cas de cirrhose à gros foie avec ictère, où l'épreuve fut positive ; 4° enfin, deux cas négatifs se rapportant l'un à une cirrhose hypertrophique biliaire, l'autre à une cirrhose cardiaque avec foie très volumineux.

M. Roger ne se contenta pas d'examiner la glycosurie alimentaire au cours des cirrhoses, il l'envisagea encore au cours des maladies hépatiques les plus diverses et, se basant sur ses observations et ses expériences de laboratoire faites sous la direction de M. Bouchard, il arriva à cette double conclusion : *a*) que les résultats positifs de la glycosurie alimentaire indiquent l'insuffisance de la cellule hépatique ; *b*) que la suppression de la fonction glycogénique du foie est, en général, parallèle à la disparition de sa fonction antitoxique ; « Il semble donc, dit-il (1), que l'épreuve ait une grande importance au point de vue du pronostic ; l'action antitoxique ne s'exerçant qu'à la condition que la fonction glycogénique soit intacte ; un foie qui laisse passer le glycose laisse passer également les poisons qu'il doit retenir et transformer ».

L'épreuve de la glycosurie alimentaire acquiert donc de ce fait une importance autre que celle que lui assignait Colrat. Ce n'est plus seulement un élément de diagnostic permettant de reconnaître l'existence d'une cirrhose, c'est surtout un élément de pronostic indiquant si la cellule hépatique suffit ou non à ses fonctions.

Nous plaçant au point de vue spécial des cirrhoses, nous pouvons conclure du travail de M. Roger que, lorsque la glycosurie alimentaire est positive au cours d'une cirrhose, c'est que la cellule hépatique ne remplit plus son rôle normal.

Depuis la thèse de Roger, les observations de glyco-

---

(1) Roger. Action du foie sur les poisons. *Thèse*. Paris, 1887.

surie alimentaire au cours des cirrhoses sont un peu
éparses dans la littérature médicale. M. Castaigne (1) a
pu réunir tant en France qu'à l'étranger 75 observations
de cirrhoses atrophiques, dans lesquelles l'épreuve du
sucre avait été recherchée ; elle a été trouvée dix-huit fois
positive.

M. Linossier rapporte que, chez de nombreux cir-
rhotiques, il n'a pu obtenir la glycosurie alimentaire,
alors même que les malades étaient en état d'ictère grave,
la veille de leur mort (2). Bloch (3) n'a trouvé qu'une
fois l'épreuve positive sur 8 cas de cirrhoses diverses.
M. Rendu (4), au sujet de plusieurs communications faites
à la *Société médicale des hôpitaux*, a fait remarquer que
très souvent il avait trouvé la glycosurie alimentaire négative dans les cirrhoses. Dans une autopsie faite dans son
service et communiquée à la *Société anatomique*, M. Marmasse (5) fit remarquer que l'épreuve avait été également
négative dans une cirrhose atrophique absolument nette ;
le malade, il est vrai, avait pris du sirop de sucre et non
pas du glucose et son tube gastro-intestinal fonctionnait
certainement mal, car il mourut de rupture de varices
stomacales.

Dans les observations rapportées par MM. Achard et

-----

(1) Castaigne. *Gaz. des hôp.*, 4 mars 1899.
(2) Linossier. Mémoire présenté à la *Soc. méd. des hôp. de Paris*,
1898.
(3) Bloch cité par Linossier et Roque in *Arch. de méd. exp.*, 1895.
(4) Rendu. *Soc. méd. des hôp. de Paris*, passim, 1897-1898.
(5) Marmasse. *Bull. soc. anat.*, février 1899.

Castaigne (1), nous relevons un certain nombre de cirrhoses. Dans plusieurs cas l'épreuve fut positive (Obs. III
de la 1ʳᵉ série) : cirrhose atrophique évoluant depuis
25 ans et contrôlée à l'autopsie ; reins normaux. Cliniquement, en outre des signes classiques de la cirrhose on
avait noté de l'hypoazoturie, de l'urobilinurie et de la
glycosurie alimentaire.

Dans l'observation IV, il s'agit d'un homme de 72 ans,
atteint de cirrhose vérifiée à l'autopsie ayant aussi présenté une glycosurie alimentaire positive.

L'observation II de la série des troubles de l'absorption gastro-intestinale concerne un malade de 58 ans
atteint de cirrhose tuberculeuse avec gastrite hyperpep-
tique, ici, la glycosurie fut négative.

Dans la série que comprend les cas de cirrhoses avec
perméabilité rénale diminuée, nous relevons une cirrhose
cardiaque dans laquelle l'épreuve fut négative ; l'autopsie
montra les lésions typique de cirrhose avec rein scléreux
atrophié. Une autre observation également négative concerne une cirrhose atrophique avec néphrite interstitielle
vérifiées à l'autopsie.

En résumé, les résultats que nous venons de relever
sont loin d'être concordants. Nous voyons, d'une part, que
les cirrhoses ont été souvent étudiées en bloc et que dans
l'appréciation des résultats de la glycosurie alimentaire
on envisage aussi bien les cirrhoses atrophiques que les
cirrhoses hypertrophiques ; les cirrhoses à évolution
bénigne, que les cirrhoses à évolution grave.

---

(1) Achard et Castaigne. *Arch. gén. de méd.*, janvier 1898.

D'autre part, sauf dans les observations de MM. Achard et Castaigne, on ne tient pas compte des causes d'erreur possibles dans l'interprétation de la glycosurie alimentaire au cours des cirrhoses.

Nous devrons donc rechercher comment se comporte chaque type de cirrhoses au point de vue de l'épreuve du sucre; envisager les causes d'erreur qui peuvent en masquer les résultats et voir alors si la glycosurie alimentaire n'a pas une valeur clinique et pronostique dans l'étude de l'évolution des cirrhoses du foie.

CHAPITRE II

DE LA GLYCOSURIE ALIMENTAIRE
DANS LES DIFFÉRENTES FORMES DE CIRRHOSES

Ce qui ressort de l'étude historique précédente, c'est que jusqu'à présent on a trop considéré l'épreuve en bloc dans toutes les cirrhoses, et, comme elle n'est pas positive dans toutes les formes, on comprend les divergences d'opinion des différents observateurs. Les uns admettant que la glycosurie est positive au cours des cirrhoses, les autres affirmant au contraire qu'elle est négative et en tirant cette conclusion prématurée que l'épreuve n'a aucune valeur au point de vue du diagnostic de l'insuffisance hépatique.

Il y a donc intérêt à classer les cirrhoses et à rechercher comment chaque forme se comporte vis-à-vis de l'épreuve du sucre. De cette étude ainsi comprise on pourra peut-être tirer une première conclusion qui aura son intérêt. Si la glycosurie est positive dans les formes graves, il est évident que de ce fait on devra lui accorder une valeur diagnostique ou plutôt pronostique.

La classification des cirrhoses telle qu'elle a été pro-

posée par MM. Gilbert et Surmont (1) au Congrès de
Moscou est très simple. Elle envisage deux grands
groupes : les cirrhoses simples dans lesquelles il existe
exclusivement des lésions du tissu conjonctif et les cirrhoses compliquées dans lesquelles la cellule hépatique
est plus ou moins lésée en même temps qu'il y a coïnci-
dence de lésions scléreuses.

Les cirrhoses simples ont elles-mêmes été divisées en
trois groupes.

Les unes toxiques comprennent : 1° les cirrhoses par
auto-intoxications, signalées dans la dyspepsie, la goutte
et le diabète et dont la description clinique n'est encore
qu'ébauchée à l'heure actuelle ; 2° les cirrhoses par hétéro-
intoxications beaucoup plus fréquents et mieux connues ;
la cirrhose éthylique, bien que discutée encore au point de
vue pathogénique, reste comme le type clinique le mieux
marqué de cette cirrhose. Parmi ces cirrhoses deux formes
ont pu être distinguées : une cirrhose atrophique ou
cirrhose de Laënnec, une forme hypertrophique ou cirrhose de Hanot et Gilbert. Ces deux modalités cliniques
présentent des symptômes communs et des différences que
l'anatomie pathologique a permis d'expliquer. Celle-ci
révèle, en effet, que les deux formes sont constituées anato-
miquement par une sclérose annulaire et biveineuse ; mais,
tandis que dans la maladie de Laënnec, corrélativement
au développement des anneaux fibreux, les cellules hépatiques s'atrophient progressivement ; dans la forme hyper-

---

1) *Presse médicale*, 25 août 1897. Cf. LANCEREAUX. Traité des maladies du foie et du pancréas, 1899, p. 266 et suiv.

trophique au contraire, elles résistent, se défendent et s'hypertrophient d'après Gilbert et Surmont, s'hyperplasient même d'après Hanot (1), Chauffard (2) et Kahn (3). On voit donc que dans la forme atrophique la cellule hépatique souffre généralement, tandis que dans l'autre forme la cellule hépatique conserve ou même exagère son fonctionnement normal.

Un second groupe de cirrhoses simples comprend les cirrhoses infectieuses soit par hétéro-infection, soit par auto-infection.

Les premières relèvent d'un très grand nombre de causes : fièvres éruptives de l'enfance (4), fièvre typhoïde (5), choléra, etc. ; mais les formes n'en sont pas très bien établies cliniquement et l'étiologie en est encore incertaine ; il demeure tout au moins douteux que les maladies aiguës et passagères aient un véritable rôle cirrhogène. Les maladies infectieuses chroniques, au contraire, ont une influence incontestable, les cirrhoses paludéennes ont certainement une existence tres nette d'après les recherches de Kelsch, Kiener (6) et Lancereaux (7) ; les cirrhoses syphilitiques sont très nettes au point de vue anatomique (8) ; au point de vue clinique, elles se rapprochent

---

(1) Hanot. Hyperplasie compensatrice dans la cirrhose hypertrophique alcoolique. *Bulletin de la Société médicale des hôpitaux*, 1896, p. 595.

(2) Chauffard. Congrès de Moscou. *Presse méd.*, 22 août 1897.

(3) Kahn. Régénération du foie. *Thèse*, Paris, 1897.

(4) Laure et Honorat. *Revue des maladies de l'enfance*, 1885.

(5) Bourdillon. Association française pour l'avancement des sciences, 1891.

(6) Kelsch et Kiener. Maladies des pays chauds. Paris, 1889. *Arch. de physiol.* 1878-79.

(7) Lancereaux. *loc. cit.* p. 345.

(8) Hutinel et Hudelo. *Arch. de méd. exp.*, 1890, p. 509.

beaucoup des cirrhoses éthyliques. Quant aux cirrhoses d'origine tuberculeuse (1) leur existence a été démontrée par l'expérimentation et l'anatomie pathologique; cliniquement elles sont rares, le type ordinaire étant surtout la cirrhose graisseuse.

Les cirrhoses par auto-infections, à l'encontre des autres cirrhoses, n'affectent pas le système vasculaire, mais le système biliaire. Deux types de cirrhoses, considérés par la plupart des auteurs comme distincts, ont pour point de départ l'auto-infection : la cirrhose hypertrophique avec ictère de Hanot et la cirrhose par obstruction des voies biliaires.

Le tableau clinique de la cirrhose de Hanot telle qu'elle se présente dans les cas classiques est bien connu. L'ictère s'installe chroniquement et cependant les matières fécales demeurent colorées quoique plus faiblement qu'à l'état normal; le foie et la rate augmentent de volume ; l'ascite fait défaut et les veines sous-cutanées de l'abdomen restent normales. L'évolution de la maladie est chronique, traversée de poussées fébriles; sa durée est en moyenne de 5 à 10 ans et sa terminaison, qui peut survenir au milieu du tableau complet de l'insuffisance hépatique, est souvent l'effet d'une complication intercurrente.

La cirrhose biliaire par obstruction survient au cours d'une oblitération chronique du cholédoque, sa symptomatologie est superposable presque complètement à celle

---

(1) LAUTH. Essai sur la cirrhose tuberculeuse. *Thèse*, Paris, 1888. — HANOT et GILBERT. Des formes de la tuberculose hépatique. *Arch. gén. de méd.*, 1889. In. coutr. LANCEREAUX, *loc. cit.* p. 439.

de la maladie de Hanot ; même ictère et même hypertrophie splénohépatique, même marche lente entrecoupée de poussées fébriles. Toutefois, il existe quelques caractères différentiels importants : les matières sont souvent très décolorées, les accès de fièvre sont plus fréquents et plus intenses ; enfin la marche de la maladie en dehors d'une intervention chirurgicale est plus rapidement fatale.

Le troisième groupe des cirrhoses simples est constitué par les cirrhoses mécaniques. La forme clinique la plus commune est la cirrhose cardiaque. En clinique elle apparaît à la suite d'une série de poussées congestives du foie amenant une notable augmentation de l'organe et son endolorissement. Ultérieurement se montre l'ascite, le foie devient plus résistant, se rétracte et finalement la maladie peut évoluer comme une cirrhose atrophique.

Dans les cirrhoses compliquées en même temps que la sclérose on trouve des lésions cellulaires. Selon que la dégénérescence de la cellule hépatique évolue suivant un type quelconque, on a pu décrire des cirrhoses graisseuses, amyloïdes, pigmentaires (1). Les cirrhoses graisseuses sont de beaucoup les plus importantes. Il est évident que l'évolution chronique de toutes les cirrhoses simples peut être traversée par une brusque dégénérescence graisseuse des cellules hépatiques, mais la véritable cirrhose graisseuse est celle où les lésions de dégénérescence surviennent au début de l'évolution. Les cirrhoses graisseuses aiguës ont

---

(1) Hanot et Chauffard. *Revue de méd.*, 1882. — Auscher et Lapique. *Soc. de biol.*, 1895.

surtout été étudiées par Hutinel (1) et Sabourin (2). Elles constituent la forme la plus intéressante et la plus fréquente de ce groupe. Au point de vue clinique, la maladie est généralement divisée en deux périodes; dans la première ayant une durée de quelques jours à 3 ou 4 semaines, il n'existe que des troubles peu significatifs du côté du tube digestif accompagnés d'un affaiblissement et d'un amaigrissement progressifs. Dans la deuxième période l'affection se caractérise par l'apparition des symptômes d'un ictère grave subaigu avec hépatomégalie. La mort survient au bout de quelques semaines et l'on trouve à l'autopsie un foie énorme présentant des lésions de cirrhose diffuse avec dégénérescence graisseuse massive des cellules.

De cette classification des cirrhoses, ce que nous devons retenir, au point de vue particulier de la glycosurie alimentaire, c'est qu'il y a des cirrhoses où la cellule hépatique est constamment lésée; ce sont les cirrhoses compliquées. Il y en a d'autres où la cellule n'est pas lésée en général, mais peut le devenir accidentellement, ce sont toutes les cirrhoses simples, la cirrhose de Laënnec mise à part, le développement considérable du tissu fibreux dans cette forme amenant en général une lésion de la cellule.

Si donc, nous voyons par l'emploi de l'épreuve de la glycosurie alimentaire que les résultats sont positifs au

---

(1) Hutinel. Étude sur quelques cas de cirrhose avec stéatose du foie. *France Méd.*, 1881.

(2) Sabourin. Sur une variété de cirrhose hypertrophique du foie. *Arch. de physiol.*, 1881, p. 584.

cours des cirrhoses compliquées, qu'ils sont négatifs au
contraire, dans les cirrhoses simples sans lésions cellulaires, nous aurons ainsi un commencement de démons-
tration en faveur de cette épreuve au cours des cirrhoses.
Or, si nous considérons à ce point de vue les résultats qui
ont été publiés, nous trouvons. que dans les cirrhoses
simples, la cirrhose atrophique mise à part, tous les auteurs
ont constaté l'absence de la glycosurie alimentaire. Dans
les différentes observations publiées, M. Castaigne a pu
relever 17 cas dont 5 personnels dans lesquels la glycosurie alimentaire fut constamment négative au cours de la
cirrhose hypertrophique alcoolique. On sait en même
temps, et c'est un fait sur lequel on a insisté depuis la
communication de MM. Hanot et Gilbert, que l'urobilinurie n'y est pas constante, que l'urée y subit une diminution moindre et qu'enfin d'après Surmont la toxicité
urinaire, au lieu d'être augmentée comme dans la cirrhose
atrophique, a été trouvée 5 fois inférieure à la normale. Il
y a donc concordance entre les résultats que donne
l'épreuve de la glycosurie alimentaire et ceux fournis par
les autres modes d'exploration hépatique. Dans cette forme
la cellule hépatique est normale, la glycosurie alimentaire
est constamment négative. Dans la cirrhose hypertrophique biliaire d'une façon générale la cellule conserve
son fonctionnement normal et il est classique de dire que
dans la maladie de Hanot il n'y a pas d'insuffisance hépatique. Dans un cas de M. Paul Tissier (1), les urines ne

---

(1) Paul Tissier. De l'urobilinurie. *Thèse*, Paris, 1889.

contenaient que du pigment biliaire normal, sans trace
de pigment biliaire modifié ou d'urobiline. Dans un autre
cas dû à M. Roger, la glycosurie plusieurs fois recherchée
fut constamment négative, « ces deux symptômes : absence
d'urobilinurie et de glycosurie alimentaire ont, suivant
M. Chauffard (1), une grande importance, en ce sens qu'ils
impliquent l'intégrité anatomique et fonctionnelle de la
cellule », mais il ajoute qu'ils ne sont pas constants.

Deux fois, M. Castaigne (2) a pu observer qu'au moment des poussées de fièvre et d'ictère, l'épreuve était positive ; au bout de quelques semaines il se faisait une crise
polyurique et azoturique et l'épreuve devenait alors négative jusqu'à une nouvelle période d'exacerbation ; ce n'est
qu'aux phases ultimes de la cirrhose que la glycosurie
resta permanente, les accidents d'ictère grave apparurent
alors rapidement et enlevèrent les malades.

Il semble donc que dans la cirrhose de Hanot, la glycosurie soit, comme l'ont signalé la plupart des auteurs,
négative pendant les périodes de rémission, elle ne devient
positive d'une façon continue qu'au moment où la cellule
hépatique ne remplit plus son rôle physiologique normal ;
elle est quelquefois positive par intermittence au moment
des crises alors que la cellule subit un trouble fonctionnel
indiscutable.

Dans les cirrhoses d'origine mécanique on peut trou-
ver, si l'on se reporte aux observations publiées, des cas de
glycosurie alimentaire positifs ou négatifs, mais, là encore,

---

(1) Chauffard. *Traité de médecine*, p. 677.
(2) J. Castaigne. *Société de biologie*, 25 février 1899.

on peut faire cette remarque que les épreuves sont posi-
tives surtout au moment des périodes d'exacerbation, et
qu'elles redeviennent négatives dans les périodes de rémission.

L'interprétation est différente dans la cirrhose de
Laënnec. Là, il n'y a ni rémission, ni régression et la maladie évolue progressivement vers la mort. Il semble donc
que la glycosurie alimentaire devrait être négative dans
les périodes de début et positive vers la terminaison. Or,
on a publié des cas où l'épreuve était restée constamment
négative, même comme le fait remarquer M Linossier, à
la période terminale, alors que les malades mouraient
d'ictère grave.

Nous verrons plus loin que ces cas qui semblent au
premier abord discordants, peuvent peut-être s'expliquer
par suite de causes d'erreur dans la pratique de l'épreuve
(emploi de sirop de sucre, lésions gastro-intestinales et
rénales).

Le groupe des cirrhoses compliquées est très intéressant en ce sens que, dans tous les cas, on se trouve en
face d'une lésion cellulaire ; or, toutes les fois que l'épreuve
a été tentée, le résultat a été toujours positif. C'est dans
les cirrhoses graisseuses notamment, telles qu'elles ont
été décrites par MM. Hutinel et Sabourin, que la glycosurie alimentaire se présente avec une intensité toute spéciale. Nous rapportons (Obs. XV) le cas d'un malade
qui, atteint d'une cirrhose graisseuse vérifiée à l'autopsie,
fut soumis trois fois à l'épreuve (150 grammes de glucose),
chaque fois ses urines renfermèrent du sucre pendant 10
à 12 heures après l'ingestion, et chaque fois, il en éli-

mina de 3o à 4o grammes, ce qui est une proportion très élevée qu'atteignent rarement les malades atteints d'autres cirrhoses. Ce qu'il importe de retenir surtout, c'est que d'une façon générale, dans tous les cas de cirrhoses compliquées, l'épreuve est positive.

M. Castaigne a relevé ou observé huit cas de cirrhose graisseuse et trois cas de cirrhose pigmentaire, dans lesquels on constata toujours de la glycosurie alimentaire. Il en conclut que l'épreuve est positive, dès qu'il existe des lésions diffuses de toutes les cellules hépatiques.

De cette classification des cirrhoses au point de vue de l'épreuve de la glycosurie alimentaire, nous pouvons, il semble, tirer une première conclusion. Si nous mettons à part la cirrhose atrophique de Laënnec, qui mérite une discussion particulière, nous voyons que d'une façon générale, dans toutes les cirrhoses, tant que la cellule hépatique fonctionne normalement, la glycosurie est négative ; elle est positive dès qu'il y a un trouble fonctionnel ou des lésions diffuses de la cellule. Ce point était important à spécifier, en raison des critiques formulées par M. Linossier,

CHAPITRE III

COMMENT INTERPRÉTER LE RÉSULTAT NÉGATIF
DE LA GLYCOSURIE ALIMENTAIRE DANS LES CIRRHOSES

Il faut observer tout d'abord que les résultats négatifs recueillis dans le cours des cirrhoses hypertrophiques biliaires ou alcooliques ne font que confirmer la valeur de l'épreuve. Dans ces cas, en effet, comme nous l'avons montré, la cellule hépatique est restée normale ou même s'est hypertrophiée. Les seuls cas négatifs qui peuvent prêter à discussion sont les cas de cirrhoses atrophiques dans lesquels la glycosurie alimentaire n'a pu être décelée. On doit admettre tout d'abord que, dans toutes les cirrhoses atrophiques, la cellule n'est pas forcément dégénérée et il existe certainement des cas qui ont évolué vers une guérison relative et dans lesquels, par suite, la cellule a conservé son intégrité ; il n'est donc pas étonnant que dans ces conditions on ait pu rencontrer un résultat négatif. Ces cas existent et on en a rapporté un certain nombre d'exemples. M. Millard (1), en 1888, a communiqué à la Société médicale des hôpitaux 3 cas de cirrhoses guéries. Le premier concernait 1 hépatite alcoo-

_____

(1) MILLARD. *Société des hôpitaux*, 23 novembre 1888.

lique avec petit foie ayant nécessité 6 ponctions dont 5 ont permis de retirer chaque fois 18 litres de liquide et la 6ᵉ 12 litres, c'est-à-dire en moins de 4 mois la quantité énorme de 102 litres. A partir de la 6ᵉ ponction le liquide ne se reproduisit plus et le malade, lorsqu'il fut présenté à la Société des hôpitaux, n'avait plus aucun symptôme de cirrhose.

La 2ᵉ observation est celle d'un malade atteint de cirrhose sans augmentation ni diminution de volume du foie et qui, par le régime lacté prolongé, l'emploi des diurétiques et des purgatifs, fut complètement amélioré. Le 3ᵉ fait se rapporte à un malade atteint d'hépatite alcoolique avec gros foie qui fut amélioré par le régime lacté à la suite d'une seule ponction.

Ces observations de M. Millard étaient simplement cliniques et on pourrait leur reprocher une inexactitude possible au point de vue du diagnostic. Mais il existe des cirrhoses atrophiques améliorées, n'entraînant plus aucun symptôme appréciable, dont on a pu faire l'autopsie, les malades étant morts d'affections intercurrentes. On a pu se rendre compte alors par l'examen macroscopique et histologique, qu'il s'agissait bien de cirrhoses de Laënnec arrêtées dans leur évolution morbide. Il n'est pas douteux, dans ces cas, que, malgré l'existence de tissu scléreux à l'intérieur du foie, les cellules hépatiques avaient gardé un fonctionnement régulier, ce qui explique l'absence de tout symptôme clinique.

Monneret (1) rapporte le fait d'un homme de 36 ans

---

(1) MONNERET. *Arch. gén. de méd.*, 1852.

qui était entré dans son service avec les signes les mieux caractérisés d'une cirrhose à petit foie. Contre toute attente, après ponction le liquide ne se reproduisit plus et le malade sortit de l'hôpital guéri de sa cirrhose, du moins cliniquement. Quelque temps plus tard il revint à l'hôpital pour une pneumonie double à laquelle il succomba. Il ne présentait plus, lors de ce second séjour, aucun symptôme appréciable de cirrhose, des cellules hépatiques avaient continué à être suffisantes et cependant, à l'autopsie, on trouva l'existence d'une cirrhose atrophique absolument caractéristique.

Dujardin Beaumetz (1) communiquait, en 1886, à la Société médicale des hôpitaux, l'histoire d'un malade « qui l'avait quitté quelque temps auparavant complètement guéri d'une cirrhose atrophique » et qui revint mourir à l'hôpital. On put encore constater l'existence d'une cirrhose atrophique typique. M. Guyot (2) a eu l'occasion d'observer un fait du même genre. Il s'agissait d'une femme alcoolique qui avait présenté tous les signes d'une cirrhose évidente. Les accidents disparurent et la malade put être considérée comme guérie pendant plus de deux ans ; elle mourut brusquement et à l'autopsie elle présentait un petit foie clouté absolument caractéristique. M. Castaigne (3) a rapporté à la Société anatomique les

---

(1) DUJARDIN-BEAUMETZ. *Bull. de la Soc. méd. des hôp.*, 1886, p. 389.

(2) GUYOT. *Bull. de la Soc. méd. des hôp.*, 1886, p. 331 ; 1887, 8, p. 389.

(3) CASTAIGNE. *Soc. anat.*, 22 janvier 1896.

résultats de l'autopsie d'une malade qui avait présenté de 1872 à 1875 les signes les plus nets d'une cirrhose atrophique demeurée latente depuis lors. Cette malade qui n'avait pas présenté de signes d'insuffisance hépatique, avait un foie très petit et cliniquement il était évident qu'il lui restait encore des lésions scléreuses du foie. L'épreuve de la glycosurie alimentaire faite à plusieurs reprises en 1895 avait été constamment négative, la teneur des urines en urée était absolument normale et on ne retrouvait ni urobiline, ni pigments biliaires anormaux. Cette femme mourut brusquement et l'autopsie montra un foie extrêmement petit très scléreux, mais les cellules hépatiques ne paraissaient pas très altérées. Dans cette observation il s'agit encore de cellules ayant conservé leur fonction normale.

Tous ces exemples cliniques ou anatomo-pathologiques de cirrhoses latentes pour ainsi dire, pendant des années, montrent bien qu'il n'y a pas forcément dans tous les cas de cirrhoses atrophiques, insuffisance de la cellule hépatique et on comprend que dans ces cas la cellule reste à la hauteur de ses fonctions et puisse transformer en glycogène tout le glycose qui arrive au foie.

Mais il existe des cas non douteux de cirrhoses atrophiques dans lesquels la cellule hépatique est insuffisante et où cependant la glycosurie alimentaire est négative, ces cas ont besoin d'être interprétés.

Le résultat négatif obtenu peut tenir à la nature du sucre absorbé, à l'état des voies gastro-intestinales, à l'état de la perméabilité rénale.

A. — *Nature du sucre absorbé.*

La nature du sucre ingéré varie suivant les différents auteurs : les uns font prendre à leur malade du sirop de sucre, d'autres du glucose ordinaire, d'autres enfin du glucose pur. Même divergence dans les doses. M. Roger conseille de faire absorber 150 centimètres cubes de sirop de sucre. M. Chauffard admet comme pathologique toute glycosurie se produisant après absorption de 150 à 200 grammes de sirop de sucre. MM. Bloch et Strasser adoptent la dose de 100 grammes de glucose pour leurs essais cliniques.

Les Allemands se servent surtout de glucose pur, en France le sirop de sucre est d'usage courant, cela tient à ce que chez nous le glucose pur se trouve difficilement et qu'employé impur, il est impossible de savoir la quantité réelle de glucose ingérée. MM. Linossier et Roque se sont servis dans leurs recherches cliniques de saccharose à la dose de 100 grammes. MM. Achard et Weil (2) ont étudié les résultats que pouvaient donner l'étude de la saccharosurie. Ils ont montré que dans certains cas le saccharose introduit dans l'estomac, au lieu d'être absorbé sous forme de glucose peut l'être sous forme de saccharose. Dans ces conditions, comme l'avait déjà montré Claude Bernard, il n'est presque pas transformé par le foie et est éliminé en nature par l'urine ; il y a donc

---

(1) ACHARD et WEIL. De la saccharosurie alimentaire. *Soc. méd. des hôpit.*, 4 mars 1898.

dans ces cas saccharosurie et non pas glycosurie alimentaire, ce qui fait que l'on n'aura absolument aucune
réaction par la liqueur de Fehling. En somme, le saccharose, absorbé sans avoir subi l'interversion digestive,
doit se retrouver dans l'urine. La saccharosurie est donc
subordonnée surtout à des phénomènes digestifs, elle
indique simplement l'absence d'interversion du sucre au
moment de son absorption.

La saccharosurie étant indépendante de l'état du foie et
étant influencée surtout par l'état des fonctions digestives,
on conçoit que chez certains malades atteints de troubles
hépatiques indiscutables, l'ingestion de saccharose ne
provoque pas toujours la glycosurie et donne seulement
lieu à de la saccharosurie.

MM. Achard et Weil concluent de leurs recherches
que pour éviter l'influence considérable des phénomènes
digestifs sur l'interprétation de l'épreuve faite avec la
saccharose, il convient d'y substituer en clinique le glucose; ce glucose doit être pur, car on sait depuis le travail
de Kraus et Ludwig (1) que le glucose impur donne trop
souvent des résultats positifs. En résumé, de cette étude
sur la saccharosurie alimentaire, il résulte qu'on ne peut
pas considérer comme sûrement négatifs les cas de glycosurie alimentaire à la suite de l'emploi de sirop de sucre.
C'est donc là une cause d'erreur dont il faut tenir compte
dans l'interprétation des résultats obtenus chez les cirrho-
tiques. Nous en avons d'ailleurs un cas très net dans une

---

(1) Kraus et Ludwig. *Wien. klin. Woch.*, 1891. nos 46 et 48.

de nos observations (Obs. VIII). Il s'agit d'un malade atteint de cirrhose atrophique avec insuffisance hépatique, chez lequel l'épreuve de la glycosurie alimentaire faite avec 150 grammes de sirop de sucre fut négative : l'urine ne réduisait pas la liqueur de Fehling. Le lendemain on fit prendre au malade 150 grammes de glucose et le résultat fut absolument positif. Nous aurions donc été induit en erreur si nous avions tiré des conclusions de l'épreuve faite avec le saccharose. Or dans un grand nombre de cas rapportés par les auteurs, où la glycosurie alimentaire fut négative au cours de la cirrhose atrophique, l'épreuve fut recherchée avec le sirop de sucre, on peut donc admettre que ces résultats n'ont pas une rigueur absolument scientifique, car on ignore si l'épreuve tentée à l'aide du glucose n'aurait pas été alors positive.

B. — *Influence de l'absorption digestive.*

L'état défectueux de l'absorption gastro-intestinale peut faire que le glucose soit absorbé lentement, tardivement et en quantité insuffisante, or le sucre est une substance éminemment altérable sous l'influence des fermentations et l'on conçoit qu'un retard dans son absorption puisse avoir pour conséquence sa destruction par les micro-organismes et les ferments du tube digestif. Cette rapidité de destruction du sucre par les microbes est un fait bien connu ; les matières sucrées sont leurs aliments préférés. Dans les cultures

M. Peré (1) a montré que le coli-bacille consomme le sucre avant la peptone. Il en est de même du proteus, dans les bouillons ordinaires ce microbe produit très rapidement de l'hydrogène sulfuré qui résulte de la décomposition des albuminoïdes, mais dans le bouillon glycose, c'est seulement quand le sucre a disparu que ce gaz commence à se dégager. Il semble donc probable que dans l'estomac et l'intestin qui contiennent de nombreux ferments figurés, le sucre soit en partie détruit, s'il y séjourne trop longtemps. Il peut résulter de cette destruction un écart considérable entre le sucre ingéré seul dosable et le sucre absorbé seul intéressant pour l'épreuve de la glycosurie alimentaire. Cette manière de voir n'est pas purement théorique et elle trouve un appui dans des expériences faites par MM. Cassaet et Beylot (2). Ces observateurs ont constaté que la levure de bière introduite dans l'estomac d'un chien en même temps que le glycose entrave la glycosurie alimentaire parce qu'elle produit la destruction du sucre dans le tube digestif.

Dans des observations cliniques, MM. Achard et Castaigne (3), Baylac et Perez (4) ont montré l'importance de ces troubles de l'absorption gastro-intestinale dans l'épreuve de la glycosurie alimentaire et ils ont tiré la conclusion suivante : pour que la réponse donnée par l'épreuve

---

(1) Peré. *Annales de l'Institut Pasteur*, juillet 1892.

(2) Cassaet et Beylot. *Bull. méd.*, 15 décembre 1897.

(3) Achard et Castaigne. Causes d'erreur de la glycosurie alimentaire. *Arch. de méd. exp.*, janvier 1898.

(4) Baylac et Perez. *Soc. de biol.*, 11 décembre 1897. *Thèse* de Perez. Toulouse, 1898.

dè la glycosurie puisse être considérée comme valable, il
est de toute nécessité que l'absorption gastro-intestinale
du sucre se passe dans les conditions normales; dans le
cas contraire, dès qu'on s'est rendu compte, par les pro-
cédés classiques, que l'absorption est défectueuse, il ne
faut pas tenir compte des résultats négatifs, donnés par
la glycosurie alimentaire, car le sucre absorbé est loin d'être.
égal au sucre ingéré et l'on ne peut ainsi déterminer la
limite d'assimilation du sucre, puisqu'on ne connaît pas
la quantité de glycose apportée au foie. Il ressort de ces
faits que dans certains cas de cirrhose atrophique, la glycosurie alimentaire pourra être négative, même si les
cellules hépatiques sont insuffisantes, à condition qu'il
existe des troubles de l'absorption gastro-intestinale. Notre
observation VI relate le cas d'un malade dont l'autopsie fut
faite et qui avait une cirrhose atrophique des plus manifestes avec cellules hépatiques présentant pour la plupart
des lésions de dégénérescence graisseuse, ce malade avait
en outre une sténose pylorique d'origine cancéreuse, son
estomac était extrêmement dilaté et ses aliments stagnaient
très longtemps dans sa poche stomacale avant de passer
dans l'intestin. Ce malade malgré ses lésions hépatiques
n'avait jamais présenté de glycosurie alimentaire.

C. — *Influence de la perméabilité rénale.*

C'est un fait bien établi que dans les affections hépatiques notamment dans la cirrhose, le rein peut devenir
imperméable à un moment donné. « Si le rein, dit
M. Chauffard, participe assez au processus morbide pour

que son émonctoire devienne insuffisant, l'hypertoxie urinaire diminue, le plasma et les cellules organiques se saturent de poisons et ainsi se crée, comme l'a dit Debove, une véritable urémie hépatique rapidement mortelle. »

Si le rein peut ainsi devenir imperméable dans le cours des cirrhoses, il semble logique d'admettre qu'au moment où le filtre rénal ne laisse plus passer les toxines, il doit de même s'opposer à l'élimination du sucre et ainsi la glycosurie alimentaire peut disparaître du seul fait d'une lésion rénale surajoutée, l'état du foie restant cependant toujours le même. La cellule hépatique insuffisante laisserait bien passer le sucre dans ce cas, mais le filtre rénal, imperméable, ne permettrait plus qu'il soit éliminé par les urines.

Les travaux de Klemperer (1) et de Lépine (2) sur le diabète rénal ont montré l'influence de la perméabilité rénale sur le passage du sucre dans les urines. Klemperer a admis tout d'abord que dans certaines conditions le rein peut laisser filtrer le sucre sans qu'il y ait hyperglycémie, mais simplement parce que la perméabilité rénale est exagérée et il explique ainsi les cas de glycosurie produits par l'administration de la phloridzine. Pour cet auteur la phloridzine augmenterait la perméabilité du filtre rénal pour le sucre qui pourrait alors passer dans l'urine sans avoir besoin pour cela d'être en excès dans le sang, il s'agit donc là d'un rein devenu hyperperméable pour le sucre.

---

(1) KLEMPERER. *Soc. de méd. int. de Berlin*, mai 1896.
(2) LÉPINE. *Revue de médecine*, oct. 1897.

En revanche, comme M. Lépine l'a bien montré, il existe des reins très altérés qui ne laissent pas passer de sucre alors même qu'il y a hyperglycémie. Récemment cet auteur a publié une observation venant à l'appui de cette opinion : chez une femme dans le coma, le dosage du sucre du sang était de 10,6 pour 1000. Ce chiffre, dit M. Lépine, est le plus élevé que je connaisse, il s'explique par l'état des reins qui présentaient une néphrite accentuée. Le défaut d'élimination du sucre par les reins est donc la cause de cette hyperglycémie excessive.

Ces recherches montrent que l'imperméabilité rénale pour le sucre est un facteur important dans l'interprétation exacte de l'épreuve du sucre. MM. Achard et Castaigne ont repris cette question au point de vue pratique. Ils ont montré que la glycosurie alimentaire était négative chez des malades dont le rein était imperméable au bleu de méthylène et qui avaient cependant des lésions hépatiques prononcées. Ces résultats ont été confirmés par MM. Beylac et Perez qui ont vu que dans nombre de cas l'insuccès de l'épreuve de la glycosurie était dû à l'imperméabilité rénale.

Cette notion est très importante. Il est fréquent, en effet, que les malades aient en même temps une cirrhose atrophique et une néphrite à petit rein, et beaucoup de cas où l'on a trouvé une glycosurie alimentaire négative, alors qu'il s'agissait nettement d'une cirrhose avec insuffisance hépatique, doivent être très vraisemblablement expliqués par l'existence d'une insuffisance rénale concomitante. Pour citer un exemple, nous trouvons dans la thèse de Valmont, deux cas de cirrhoses atrophiques très nets dans lesquels l'épreuve fut négative. Or, si nous nous rapportons au texte de cet auteur, on constate que dans l'observation I (voir Obs. II), on trouva à l'autopsie en plus de la cirrhose des reins petits et couverts de kystes. Dans l'observation VIII (voir Obs. V) on n'a pas de résultats nécroscopiques, mais si l'on se reporte à l'examen des urines, on constate l'existence d'une polyurie assez marquée, le taux des urines atteignant certains jours $2^l,400$ et étant en moyenne de 2 litres par jour. Cette polyurie, ajoutée à la densité très faible et à la teneur en albumine, permet de supposer que le malade avait comme le précédent une néphrite atrophique et que c'est son imperméabilité rénale qui a empêché la glycosurie alimentaire d'être positive.

Enfin, parmi les observations de MM. Achard et Castaigne, nous citerons un cas de cirrhose atrophique évoluant depuis 4 ans avec tous les signes de l'insuffisance hépatique (urobilinurie, hypoazoturie) et cependant sans glycosurie alimentaire avec les doses de sucre habituellement employées. L'autopsie permit de constater une cirrhose atrophique type avec dégénérescence des cellules hépatiques et coexistence d'une néphrite interstitielle.

CHAPITRE IV

VALEUR SÉMÉIOLOGIQUE DE LA GLYCOSURIE ALIMENTAIRE
AU COURS DES CIRRHOSES

Après avoir établi les différentes causes d'erreur dans l'interprétation de l'épreuve de la glycosurie alimentaire, nous pouvons maintenant apprécier d'une façon plus précise la valeur de l'épreuve elle-même. Ce qui frappe tout d'abord, d'après les observations que nous avons rapportées, c'est que, toutes les fois que la cellule hépatique conserve un fonctionnement normal, la glycosurie est négative. Il faudra donc conclure, en présence d'une épreuve négative, à l'intégrité fonctionnelle de la cellule ; mais, pour pouvoir tirer cette conclusion d'une façon scientifique, il sera nécessaire de pratiquer l'épreuve toujours dans les mêmes conditions et tenir compte des causes d'erreur que nous avons indiquées. Dans ce but, il sera nécessaire de suivre le procédé indiqué par MM. Achard et Castaigne : se servir toujours de glycose pur à la dose de 150 grammes ; faire absorber le sucre avant l'ingestion de tout autre aliment, c'est-à-dire le matin à jeun, recueillir ensuite les urines autant que possible d'heure en heure et rechercher la présence du sucre par la liqueur de Fehling. Si l'épreuve est positive, on pourra d'emblée conclure à l'insuffisance hépatique. Si le résultat est négatif, il faudra, pour éviter les causes d'erreurs possibles, se rendre compte de l'état de la perméabilité rénale et de l'absorption gastro-intestinale. On doit employer dans ce but la méthode indiquée par M. Achard et qui consiste à faire absorber au malade une pilule contenant 20 centigrammes de bleu de méthylène. Si le bleu de méthylène passe dès la première heure dans les urines et est éliminé dans un laps de temps normal (50 à 60 heures), on en conclura que l'absorption gastro-intestinale se fait normalement et que le rein est perméable. S'il y a un retard ou une prolongation dans l'élimination du bleu de méthylène absorbé par l'estomac, dans une seconde épreuve faite par injection sous-cutanée suivant le procédé classique, on verra s'il s'agit d'imperméabilité rénale. En se conformant à cette méthode, on ne considérera comme glycosurie négative que les cas dans lesquels l'absorption gastro-intestinale est normale, ainsi que la perméabilité rénale, et où cependant 150 grammes de glycose ingérés ne passent pas dans l'urine ; ce sont les seuls cas qui doivent compter comme épreuve négative.

Il reste à nous demander maintenant quelle est la valeur pronostique de la glycosurie alimentaire ainsi comprise dans les cirrhoses.

a) Lorsque la glycosurie alimentaire est négative, on doit conclure que le fonctionnement de la cellule hépatique est normal, et le pronostic de la cirrhose si tous les autres appareils organiques fonctionnent bien est bénin. C'est un fait d'observation courante et que nous avons essayé de bien mettre en relief, que la glycosurie alimentaire est

négative dans les cirrhoses alcooliques hypertrophiques ;
on sait, en effet, que dans cette forme particulière de cirrhose, le pronostic est relativement favorable : les guéri-
sons de cirrhoses avec ascite concernent presque toujours
les gros foies. En revanche, nous avons fait remarquer
que la glycosurie alimentaire est constamment positive
dans les cirrhoses hypertrophiques graisseuses et dans
tout le groupe des cirrhoses compliquées de Gilbert et
Surmont, et on sait que ces cirrhoses ont un pronostic
toujours grave. Dans les cirrhoses hypertrophiques
biliaires, pendant longtemps la glycosurie reste négative, et ce fait a été mis en lumière par tous les observateurs. Ce n'est qu'à la période terminale, alors que la
cellule hépatique faiblit, que la glycosurie alimentaire
apparaît ou encore dans les périodes d'exacerbation,
comme s'il y avait à ce moment une sorte d'impuis-
sance de la cellule, passagère d'ailleurs, puisque l'épreuve
redevenait rapidement négative.

En somme, dans les cas de cirrhoses où l'on trouve
l'épreuve négative, le pronostic paraît bénin ; mais il ne
faut pas se contenter d'une épreuve unique et il est nécessaire de la répéter à plusieurs reprises au cours de l'évolution morbide, car de négative qu'elle était au début,
elle peut devenir positive ultérieurement et on ne peut
trop insister sur ce fait au point de vue pronostic. Cette
observation est surtout vraie au cours des cirrhoses atrophiques, tel l'exemple suivant (Chauffard) d'une cirrhose
à petit foie qui a pu être examinée au début de l'évolution
morbide, alors qu'on constatait uniquement de l'œdème
des membres inférieurs et des symptômes préascitiques

sans le moindre degré d'ascite. A ce moment, l'épreuve du sucre fut absolument négative. Plusieurs mois après, le malade avait de l'ascite, mais l'état général était encore assez bien conservé, la quantité d'urée excrétée était normale, la glycosurie restait négative, malgré des symptômes très nets de cirrhose atrophique. Ce ne fut que six mois après le début des accidents qui avaient amené le malade à l'hôpital que l'on put constater une glycosurie positive et que les accidents dus à l'insuffisance hépatique commencèrent à se montrer.

Nous insistons sur ce cas, car il est absolument schématique et montre bien qu'au cours d'une cirrhose atrophique, la glycosurie peut être négative, le foie remplissant encore sa fonction physiologique; et qu'elle ne devient positive que plus tard, quand la cellule hépatique définitivement lésée ne remplit plus sa fonction normale. D'ailleurs, cette observation est absolument confirmative des cas de cirrhoses atrophiques cliniquement guéries dans lesquelles la glycosurie alimentaire est négative, et nous pouvons tirer cette conclusion de ce premier groupe de faits que quand, au cours d'une cirrhose, quel que soit le volume du foie, la glycosurie est réellement négative, on doit supposer que la cellule hépatique reste fonctionnellement normale et porter un pronostic momentanément favorable.

b) Si la glycosurie est positive, elle peut l'être d'une façon passagère ou d'une façon permanente. Nous avons vu qu'au cours de la cirrhose hypertrophique biliaire l'épreuve du sucre, négative au moment des périodes de rémission, devenait tout à coup positive lorsque se

produisaient les exacerbations. Ce n'est là qu'un exemple
particulier de ce qui peut se passer au cours des différentes cirrhoses.

Ainsi donc, au cours d'une cirrhose, quelle qu'en soit
la nature, les malades peuvent présenter de la glycosurie
alimentaire par intermittence. Cette glycosurie ne signifie
pas forcément que la cellule hépatique soit histologique-
ment altérée, et elle peut n'être qu'un symptôme de
trouble fonctionnel du foie. Ces troubles existent d'ailleurs
en dehors même des cirrhoses et ils ont été bien mis
en relief par MM. Cassaet (1) et Mérigaut (2). Ils surviennent au cours des embarras gastriques, de l'alcoolisme, des crises d'impaludisme, etc. Rien d'étonnant,
donc, qu'ils apparaissent même à l'occasion d'une cause
minime au cours des cirrhoses. On devra toujours avoir
ce fait présent à l'esprit et ne pas tirer de conclusions
prématurées d'une glycosurie passagère survenue au cours
d'une cirrhose.

Les glycosuries alimentaires permanentes ont, au contraire, une valeur bien différente. Nous avons rappelé
que, dans les cirrhoses hypertrophiques biliaires, la glycosurie devient constamment positive à la période terminale, alors qu'elle n'était que passagère, intermittente
dans la période d'état de la maladie. Aussi, lorsque, dans
cette forme de cirrhose, l'épreuve du sucre apparaît constamment positive, le pronostic devient extrêmement grave.

---

(1) CASSAET. De la facilité du surmenage hépatique. *Soc. de biol.*
11 mars 1893.
(2) CASSAET et MÉRIGAUT. *Gaz. heb.*, 23 février 1895.

Il en est de même pour toutes les formes de cirrhoses. Dans les formes compliquées de Gilbert et Surmont, la glycosurie alimentaire recherchée à très fréquentes reprises est toujours positive. Dans la cirrhose atrophique, nous avons vu qu'à la période de début, elle est généralement négative, quelquefois au cours de l'évolution morbide, à la suite d'un écart de régime, elle pourra devenir passagèrement positive; mais, lorsqu'elle devient définitivement positive, on doit porter un pronostic grave et, comme dans le cas auquel nous avons fait allusion plus haut, le malade est en imminence d'insuffisance hépatique. En résumé, au cours des cirrhoses, la glycosurie alimentaire devra être recherchée avec toutes les précautions sur lesquelles nous avons longuement insisté. Si elle est réellement négative, on est autorisé à conclure à l'intégrité anatomique ou fonctionnelle de la cellule; si elle est passagèrement positive, il ne s'agit que d'un trouble fonctionnel, curable. Au contraire, lorsque la glycosurie devient permanente, le pronostic est toujours grave et l'on doit redouter les accidents de l'insuffisance hépatique.

OBSERVATIONS

I. — Glycosurie alimentaire négative au cours des cirrhoses

A. — Glycosurie négative en raison de lésions rénales.

Observation I (Personnelle).

Cirrhose de Laënnec arrivée à la période terminale. — Mort par ictère grave secondaire. — Autopsie. — Glycosurie alimentaire constamment négative.

M... Victor, âgé de 61 ans.

Antécédents héréditaires. — Nuls.

La première maladie dont il se rappelle est un embarras gastrique qu'il a eu à 18 ans. Il a été soldat en Algérie et a fait les campagnes d'Italie et du Mexique. Il est alcoolique et depuis longtemps il a des rêves et des cauchemars la nuit, des pituites et du tremblement continuel, mais il n'a jamais eu de troubles gastro-intestinaux avant ces temps derniers. Il y a huit mois environ, il ressentit de violentes coliques et il lui sembla que son ventre augmentait de volume, sans toutefois s'en inquiéter outre mesure, pensant que le ballonnement était dû à des gaz, car à la suite d'une purgation les choses parurent rentrer dans l'ordre. Toutefois, il eut bientôt de la diarrhée et de l'anorexie qui l'amenèrent à consulter un médecin (il y a 7 mois environ). Celui-ci diagnostiqua un début d'hydropysie et ordonna le régime lacté. Le malade n'en tint pas compte et continua ses habitudes d'intempérance. Son ventre augmenta rapidement et il fut obligé de se soumettre à une première ponction suivie de plusieurs autres de telle sorte qu'à son entrée à l'hôpital le malade a été ponctionné déjà 6 fois et qu'on lui a retiré 70 litres de liquide.

Il entre le 3 octobre 1898 dans le service de M. Chauffard.

État actuel du malade. — L'aspect du malade donne au premier abord l'impression d'un cirrhotique arrivé à la période de cachexie. Le facies est pâle, amaigri, les pommettes sont excavées et sillonnées de varicosités ; le thorax et les membres émaciés font un contraste frappant avec le ventre volumineux qui attire de suite l'attention.

L'ascite est très abondante, la matité s'élève sur la ligne médiane au-dessus de l'ombilic déplissé ; le ventre est très distendu et ne s'aplatit pas dans le décubitus dorsal. Dans le décubitus latéral, la matité se déplace nettement.

La circulation collatérale très marquée existe sur toute la paroi, mais est surtout accentuée sur la partie latérale droite et remonte jusque dans l'aisselle.

Une ponction est faite d'urgence en présence de la grande quantité de liquide et on recueille ainsi 18 litres d'un liquide pâle, à peine teinté en jaune et de densité 1,006.

Après la ponction, on peut explorer le foie et la rate.

La palpation ne permet pas de sentir le bord inférieur du foie, bien que la main puisse s'enfoncer en crochet sous les fausses côtes. La percussion sur la ligne mamelonnaire ne donne qu'une matité de 5 centimètres.

La rate n'est sensible ni à la palpation, ni à la percussion.

Le tube digestif fonctionne mal ; le malade a un dégoût très accentué pour tous les aliments et il a très souvent de la diarrhée.

Il tousse et crache beaucoup ; l'auscultation des poumons révèle de l'emphysème avec bronchite surajoutée et des signes de congestion pulmonaire à la base droite.

Le cœur bat à 70 et ses bruits sont normaux.

Les urines sont rares, hautes en couleur, très pauvres en urée

(7 à 8 grammes en 24 heures); elles contiennent des pigments biliaires modifiés et par intermittence de l'urobiline.

Le diagnostic ne semble pas douteux : il s'agit d'une cirrhose atrophique avec insuffisance hépatique.

L'épreuve de la glycosurie alimentaire fut pratiquée une première fois le lendemain de l'entrée du malade, puis renouvelée six fois au cours de la maladie. Elle fut constamment négative.

Le malade fut alors soumis à l'épreuve du bleu de méthylène et on put constater un retard notable dans l'élimination du bleu qui ne fut pissé pour la première fois qu'au bout de 3 heures. D'autre part elle fut nettement prolongée, car elle dura 84 heures.

Au cours de cet examen, il y eut trois intermittences pendant lesquelles les urines ne contenaient ni bleu, ni chromogènes.

Le malade s'affaiblit de plus en plus, s'alimente très mal, et à la suite de ponctions répétées (3 en moyenne tous les quinze jours), il tombe dans un état demi-comateux et sommeille presque constamment.

Le 12 décembre, le malade est délirant, il veut se lever, crie, chante et frappe violemment les planches dont on a bordé son lit. De plus, on s'aperçoit que l'oreiller est taché de sang, sans qu'on puisse préciser si le sang vient de la bouche, les gencives étant fuligineuses et saignantes ou du nez qui présente quelques croûtes sanguinolentes.

Les urines sont totalement supprimées et la température est tombée à 36°,2. On fait le diagnostic d'ictère grave secondaire et terminal.

Le malade tombe rapidement dans le coma et meurt le 14 décembre.

A l'autopsie faite 26 heures après la mort, on constate une cirrhose atrophique de Laënnec. Le foie est très petit et pèse 1,100 grammes; il présente à la périphérie et à la coupe des granulations de la grosseur d'une tête d'épingle à un gros clou. C'est un type de foie clouté.

Les préparations faites par M. Castaigne montrent une

cirrhose bi-veineuse. Le tissu conjonctif très abondant qui entoure le système porte et sus-hépatique est du tissu fibreux ne contenant plus de cellules jeunes.

Dans les lobules de nouvelle formation limités par ces travées fibreuses, on trouve des cellules hépatiques complètement dégénérées du type granuleux, graisseux et surtout granulo-graisseux.

Les reins sont rouges, granuleux. Le droit pèse 95 grammes, le gauche 78 grammes. Ils sont durs à la coupe, et se décortiquent très mal. La substance corticale est très diminuée d'épaisseur ; la plupart des glomérules sont fibrosés. Ceux qui persistent sont plus ou moins altérés. Des lobules rénaux entiers sont étouffés par le tissu fibreux.

OBSERVATION II (VALMONT)

Cirrhose atrophique.

Auguste M..., âgé de 69 ans, serrurier.

Pas d'antécédents héréditaires ; personnellement il a eu plusieurs blennorragies, des chancres mous ; pas d'alcoolisme. Il a toujours mené une vie régulière, mais très pénible.

Début de la maladie actuelle : au mois d'avril 1876, il ressentit des douleurs lombaires et abdominales. Il porta alors une large ceinture, et se sentit soulagé. Son appétit était conservé, mais la constipation était habituelle ; puis il survint une période où il eut des diarrhées abondantes. Au mois d'octobre, tous ces phénomènes avaient augmenté d'intensité et il resta quinze jours sans travailler. L'appétit était diminué.

M... eut des douleurs dans l'hypochondre droit et se plaignit souvent d'une faiblesse générale.

En janvier 1877, M... fut obligé de cesser tout travail. Son ventre peu à peu avait grossi considérablement.

Il avait les jambes enflées, l'appétit capricieux, le teint terreux, les bras et la figure amaigris. Ses urines étaient très abondantes. Au commencement de février, il garde le lit ; le volume de son ventre lui rend la marche presque impossible. Il est essoufflé et le 12 mars, il se décide à entrer à l'Hôtel-Dieu.

État actuel, 12 mars. — M... est un homme de haute stature, très bien charpenté.

Il pesait avant sa maladie 110 kilogrammes.

Sa figure est vieillie, terne, fatiguée ; les yeux sont excavés. Les bras et les muscles du thorax sont amaigris ; le ventre est énorme, il mesure $1^m,15$. Matité, sauf à la région ombilicale ; veines sous-cutanées très développées. La peau est tendue, luisante ; les membres inférieurs sont très enflés ; on ne peut guère limiter le foie, il en est de même de la rate.

Rien au cœur. Râles de bronchite dans les deux poumons. L'appétit est faible ; mais il craint surtout de manger de peur d'augmenter son oppression qui déjà est très considérable. Il ne peut aller à la selle depuis plusieurs jours. On prescrit 10 grammes d'eau-de-vie allemande.

Pouls, 80 pulsations par minute. T. normale. R. 26. Rien dans l'urine. Le 13. Même état. Régime : deux portions, pas de vin, 1 litre de lait. On prescrit deux pilules de digitale (poudre $0^{gr},02$, extrait alcoolique $0^{gr},02$). Trois selles.

Le 14. — Urines, 800 grammes. Réaction acide D., 1010. Urée, 15 grammes. Acide urique, $0^{gr},50$.

Le 15. — Le matin on donne au malade, en deux fois et à dix minutes d'intervalle, 150 grammes de sirop de glucose. Deux fois dans la journée l'urine est examinée ; pas de sucre. Le 16. L'urine examinée le matin ne contient pas de sucre. On donne dans les mêmes conditions qu'hier 200 grammes de sirop de glucose. Le malade se plaint que le sucre lui ôte l'appétit ; il urine un peu moins ; il n'a mangé qu'un œuf à son déjeuner. Pas de sucre dans l'urine.

Le 17. — M... mange très peu, car il remarque que son oppression augmente par l'ingestion des aliments. Le 18. On fait la ponction qui donne 10 litres d'un liquide citrin. On limite le

foie qui est très petit, à peine trois travers de doigt de matité ;
la rate ne paraît pas augmentée de volume, l'abdomen mesure
après la ponction o^m,95. M... pèse alors 75 kilogrammes ; il
mange avec appétit la viande de ses deux portions, puis un œuf,
boit 1 litre de lait, 1 litre de tisane gommeuse et un peu de vin.

Le 19. — R. plus facile, douze par minute.

Le malade a très bien dormi. Appétit excellent, soif vive.....

Le 31. — Même état. 2 litres de liquide, deux portions. 1er,
2, 3, 4, 5 avril. Même état. M... va au jardin, puis travaille un peu
dans la salle. Le 6. Douleurs dans la région lombaire ; repos au lit ;
appétit conservé ; constipation. Le 7. Les douleurs ont gagné
l'hypochondre droit, et la palpation est un peu douloureuse. Le
8. Les douleurs ont à peu près disparu. Pas de selles. On lui
donne une bouteille d'eau de Sedlitz. Deux garde-robes. Le 9. Le
ventre a grossi et mesure 1^m,02. Un peu d'œdème aux malléoles ;
pas d'albumine ; deux portions. Le 10. Constipation, gastralgie.
Le malade n'a pas mangé sa portion du soir. Le 11. Le ventre
mesure 1^m,04. Les jambes sont enflées jusqu'au mollet ; l'appétit
est moins bon. On donne à M... un verre d'eau de Sedlitz. Il boit
son litre de lait, mais ne mange que le soir et une portion seulement ; une selle.

— Le 12. M... se désole en voyant son ventre grossir ; aussitôt
qu'il se lève ses jambes s'œdématient rapidement. R. 18. P. 80.
Pas de fièvre. Le 13. Le scrotum commence à s'infiltrer. Le teint
est un peu subictérique, pourtant pas de matières colorantes de
la bile dans l'urine.

Le 14. — Faiblesse générale. M... tousse un peu ; quelques
râles de bronchite ; pas de fièvre ; ne mange qu'une portion ; le
matin une côtelette, le soir du potage ; boit toujours son litre de
lait et au moins 1 litre de tisane.

Le 15. — Même état.

Le 16. — Dyspnée. M... est inquiet et se désole ; il perd l'appétit. Le ventre mesure 1^m,09. Le 17. Mange un peu de potage
gras le matin ; puis, le soir, un œuf et un potage maigre. 1 litre
de lait, 1 litre de tisane.

Le 18. — Même état, même régime.

Le 19. — M... *prend à nouveau 250 grammes de sirop de glucose, et nous ne trouvons pas de sucre dans l'urine.*

Le 20. — Un verre d'eau de Sedlitz ; une selle. M... n'a mangé qu'un œuf et deux potages gras. Le 21. Poulet le matin, le soir potage. Le 22. Le ventre est très distendu, les membres inférieurs infiltrés, le scrotum volumineux, R. 20. Le facies s'altère et prend une teinte presque ictérique. Rien dans les urines, appétit nul ; le malade a du dégoût pour la viande ; il mange deux potages gras, des pommes de terre et du lait.

Le 23. — Potage, 1 litre de lait, bouillon.

Le 24. — Le ventre mesure 1^m,12. Veines sous-cutanées très distendues, même alimentation.

Le 25. — Pas de changement. Le 26. L'état général s'aggrave et on n'ose point tenter la ponction. La gêne respiratoire est considérable. Bouillon, potage, lait, un demi-litre de tisane. Le 27. Le malade reste immobile dans son lit ; les yeux sont excavés. On lui donne un verre d'eau de Sedlitz. Pas de selles. Le 28. Deux verres d'eau de Sedlitz et un lavement, une selle. Les 29, 30. Même état, même régime.

Le 1er mai. — Le malade a eu un peu de délire la nuit. Le 2. Dyspnée, faiblesse extrême, somnolence, M... prend un peu de bouillon, ne veut plus de lait. Les 3, 4, 5. L'état s'aggrave de plus en plus. Le 6. Coma dont on tire difficilement le malade ; pourtant il répond encore un peu aux questions qu'on lui adresse, Râles fins aux deux bases du poumon et râles sibilants et ronflants dans toute la poitrine.

Le 7. — Le malade parle constamment tout bas. Pouls très faible. Le 8. Coma, pouls à peine perceptible. Le 9. Un peu de délire dans la nuit, il meurt dans la matinée.

Autopsie. — On recueille 18 litres de liquide ascitique. Foie très petit adhérent par plusieurs points aux parties voisines ; il est grisâtre, très dur, pèse 900 grammes. Sa surface est granuleuse. Du reste, l'examen histologique fait au laboratoire de l'Hôtel-Dieu a montré des lésions de la cirrhose à une période très avancée. La rate est très volumineuse. *Les reins sont petits et renferment des petits kystes ;* le cœur est normal, les poumons sont très congestionnés.

OBSERVATION III

(In mémoire de MM. ACHARD et CASTAIGNE. Résumée).

Vieux cardiaque asytolique, ayant de l'albumine dans l'urine depuis sept ans. Foie gros et douloureux, ictère par poussées, urobiline, hypoazoturie. L'épreuve du bleu de méthylène montrait que les urines ne contiennent ni bleu ni chromogène avant la 3ᵉ heure.

L'épreuve du sucre, pratiquée avec 150 et 200 grammes de sirop de sucre, est négative.

L'autopsie démontre que le foie présentait des lésions très nettes de cirrhose cardiaque et que les reins étaient scléreux.

OBSERVATION IV

(In mémoire de MM. ACHARD et CASTAIGNE. Résumée).

Cirrhose athrophique évoluant depuis quatre ans avec tous les signes de l'insuffisance hépatique (urobilinurie, hypoazoturie, hypertoxicité des urines) et cependant il n'a pas été possible de constater la glycosurie alimentaire avec les doses habituelles (150, 200, et même 230 grammes de sucre).

L'autopsie montra une cirrhose atrophique des mieux caractérisées avec lésions de dégénérescence cellulaire ; on put en outre constater l'existence d'une néphrite interstitielle expliquant sans doute l'absence de glycosurie alimentaire.

Observation V (Valmont, Obs. VIII)

*Cirrhose atrophique. — Pas de glycosurie alimentaire
probablement par lésions rénales.*

V..., voyageur de commerce (vins), 32 ans, salle Saint-
Charles (Hôtel-Dieu), service de M. Hérard, entré le 21 septembre 1878.

Ce malade avoue nettement des habitudes alcooliques. Il
buvait 4 à 5 litres de vin par jour. Rêves, tremblement, pi-
tuite le matin, etc., etc. Pas de syphilis. Avant la maladie actuelle, il pesait 102 kilogrammes et il fut exempté du service
militaire pour obésité.

Au mois de juin 1878 il ressentit les premières atteintes de
sa maladie : appétit diminué, hémorroïdes qui lui faisaient
perdre une assez grande quantité de sang à chaque garde-robe.

V... avait souvent la diarrhée, maigrissait beaucoup. Puis,
vers le mois d'août, il s'aperçut que son ventre le gênait et
augmentait de volume. Enfin le 17 septembre 1878 il entre à
l'hôpital.

Depuis cette époque jusqu'au 15 décembre on fait cinq ponctions qui donnent 73 litres de liquide ascitique. V... dit avoir re-
marqué qu'avant chaque ponction la quantité d'urine qu'il rendait
en vingt-quatre heures était très petite et que cette quantité
augmentait un peu après la ponction. Il raconte que, quinze
jours après la dernière ponction, il fut pris de diarrhée tellement
abondante que son ventre, même sans ponction, devint moitié
moins volumineux.

Régime. — Depuis son entrée à l'hôpital il mange à peine
deux portions ; mais il boit par jour un litre de vin qu'il fait
venir du dehors.

Le 10 janvier nous commençons à suivre le malade :

Homme assez grand, pâle, amaigri. Ventre assez volumineux,

mesurant 1^m,02. La circulation veineuse sous-cutanée est très développée. Sensation de flot à la palpation, matité à la percussion. Nous limitons le foie qui est très petit et n'atteint pas le rebord des fausses côtes. La rate est énorme; pas de fièvre; le pouls bat 80 fois et R. 16. Rien au cœur; rien au poumon; pas d'œdème aux membres inférieurs. L'appétit est bon.

V... va à la selle régulièrement, il se lève toute la journée, se promène et va même travailler à la cuisine de l'hôpital. Il trouve son état très amélioré. Il pèse actuellement 70 kilogrammes. Ses urines contiennent de l'albumine en faible quantité.

Le 11. — Deux portions. Un litre et demi de lait : pas de vin; côtelette le matin; poulet le soir.

Le 12. — Même régime; bon appétit.

Le 16. — Pas de changement. Nous croyons que V... se procure d'autres aliments que ceux qu'on lui distribue dans la salle.

Le 20. — Même régime. Nous lui donnons 200 grammes de sirop de glucose. Pas de sucre à aucun moment de la journée.

Le 25. — Appétit excellent. V... se promène dans l'hôpital. Son ventre reste toujours au même volume. Même régime; plus 100 grammes de viande crue.

Le 30. — Même état; même régime; appétit excellent; constipation.

Le 2 *février*. — Nous donnons encore 200 grammes de sirop de glucose : toujours pas de sucre dans l'urine.

Le 5. — Même régime: 200 grammes de sirop de glucose. Rien toujours dans l'urine. Constipation.

Le 4. — V... se purge avec de l'eau de Sedlitz : pas de sucre.

Le 5. — Même régime: rien de spécial.

Le 12. — Appétit excellent. Le ventre n'a point augmenté de volume.

L'urine a varié de 1,900 à 2,600. Densité moyenne 1,010. Urée 16,9 à 20.

B) Glycosurie négative par suite de troubles dans l'absorption gastro-intestinale.

OBSERVATION VI

Sténose pylorique d'origine extrinsèque, lithiase biliaire et cirrhose lithiasique.

(Observation due à l'obligeance de M. CASTAIGNE).

G... Henri, âgé de 47 ans, entre dans le service de M. Chauffard, suppléé par M. Souques, le 22 août 1898.

Il est dans un état de maigreur et de cachexie qui fait penser dès l'abord à un néoplasique. On est frappé de plus par la teinte ictérique des conjonctives et de tous les tissus. Le malade répond très mal aux questions qu'on lui pose, de telle sorte qu'il est impossible de savoir à quelle époque a débuté l'ictère. Sa femme, d'intelligence assez bornée, ne donne que des renseignement très peu circonstanciés. Ce qui semble le plus précis dans l'interrogatoire, c'est que depuis très longtemps le malade a des crises de coliques ressemblant à des coliques hépatiques, que depuis six mois il est devenu très jaune, et qu'il vomit constamment à la suite de la moindre ingestion alimentaire.

L'examen du malade permet de constater, outre la maigreur et la cachexie, l'ictère cutané et urinaire. Le foie est très volumineux et déborde les fausses côtes de quatre à cinq travers de doigt, on peut le palper avec une extrême facilité en raison de la maigreur du sujet.

Il ne présente pas de noyaux pouvant faire penser à un cancer secondaire ; la vésicule n'est pas sentie à la palpation.

L'exploration de la région épigastrique permet de constater que l'estomac est très dilaté, il semble descendu et clapoter jusqu'au-dessous de l'ombilic ; de temps en temps il est agité de mouvements péristaltiques très nets.

Le lendemain de son entrée, on lui fait un lavage de l'estomac et l'on retire 3 litres de liquide, on en profite pour introduire 150 centigrammes de glycose dans l'estomac et rechercher la glycosurie alimentaire qui fut négative ; mais le malade ayant vomi le lendemain, on put constater que les matières rejetées contenaient encore du glucose. Le défaut d'absorption explique dans ce cas le résultat négatif constaté la veille.

Le malade mourut huit jours plus tard sans qu'on crût devoir intervenir chirurgicalement.

A l'autopsie, on constata l'existence d'une cirrhose calculeuse avec dégénérescence graisseuse des cellules, la présence de nombreux calculs dans la vésicule et des adhérences entre la vésicule et le pylore expliquant la sténose pylorique presque infranchissable.

OBSERVATION VII

(In mémoire de MM. ACHARD ET CASTAIGNE. RÉSUMÉE).

Cirrhose tuberculeuse et gastrite très marquée vérifiées à l'autopsie.

L'urobilinurie, l'hypoazoturie et l'hypertoxicité des urines faisaient supposer des lésions hépatiques. Pourtant on ne trouve pas de glycosurie même avec 350 grammes de sirop de sucre.

C) Glycosurie négative par suite de l'emploi du sirop de sucre au lieu de glucose.

OBSERVATION VIII

Cirrhose atrophique avec insuffisance hépatique. — Glycosurie alimentaire négative avec 200 grammes de sirop de sucre, positive avec 150 grammes de glucose. (Pers.).

C... Jean, âgé de 52 ans, entre dans le service de M. Chauffard, le 14 août 1898, il est atteint de cirrhose atrophique bien nette. La perméabilité rénale recherchée par la méthode du bleu de méthylène est normale ; on constate toutefois deux intermittences qui font supposer une insuffisance hépatique confirmée d'ailleurs par la présence de pigments biliaires et d'urobiline dans les urines et le sérum et l'hypoazoturie.

L'épreuve de la glycosurie alimentaire fut faite le 18 août avec 200 grammes de sirop de sucre, sans qu'on pût déceler ni glucose, ni saccharose dans l'urine. La perméabilité rénale et l'absorption gastro-intestinale recherchées à l'aide du bleu de méthylène furent trouvées normales. L'épreuve, renouvelée le 20 à l'aide de 150 grammes de glucose, fut alors positive, le sucre commença à paraître dans l'urine dès la deuxième heure et l'élimination dura 5 heures. La glycosurie, dans ce cas, était donc nettement positive.

D. — Glycosurie négative en raison du fonctionnement normal de la cellule hépatique, malgré l'existence de cirrhose.

Observation IX (Valmont, Obs. II)

Cirrhose hypertrophique.

Service de M. le Pr Sée, salle Sainte-Jeanne, n° 35. B... Antoine, 22 ans, menuisier. Pas d'antécédents héréditaires.

Antécédents personnels. — Coqueluche, variole. Excès alcooliques nombreux.

Début de la maladie actuelle. — Au mois d'avril 1876 commence l'ictère d'abord très léger, puis vint une indisposition. Il eut un peu de fièvre et aussitôt l'ictère devint très foncé. Appétit conservé, garde-robes régulières, très peu de constipation. Epistaxis légères ; ses lèvres saignent au moindre contact. B... reste jaune sans pourtant être très malade, jusqu'au mois d'avril 1877.

Alors l'appétit devient capricieux, la teinte ictérique s'accentue. De temps à autre douleurs vagues dans l'abdomen. Enfin, affaibli il se décide le 10 avril à entrer à l'Hôtel-Dieu.

État actuel. — Homme de taille moyenne, pèse 70 kilogrammes, n'est point amaigri. La teinte ictérique est très foncée, presque vert olive. Ventre un peu plus volumineux peut-être que de raison ; pas de matité, pas d'ascite ; veines sous-cutanées abdominales pas volumineuses. Le foie est énorme, il descend jusqu'à l'ombilic ; son bord tranchant est uni, point de bosselures à la surface. Il mesure 0^m,25 dans la ligne axillaire, la rate est très volumineuse. Au cœur, souffle au premier temps et à la base se prolongeant jusque dans les vaisseaux du cou. Rien aux poumons. B... mange peu, il est constipé. Ses selles n'ont jamais été décolorées. Urine moins abondante que de règle, fortement ictérique et contenant des sédiments.

Le 11. — Deux portions, 1 litre de lait.

Le 12. — Eau de Sedlitz : trois selles. Le soir une portion, 1 litre de lait.

Le 13. — Epistaxis très abondante : deux crachoirs, B... ne mange qu'une portion, boit 1 litre de lait et garde le lit toute la journée.

Le 14. — Diarrhée assez abondante ; le malade mange un peu de poulet, un potage, 1 litre de lait.

Le 15. — Nous donnons 150 grammes de sirop de glucose en deux fois à 10 minutes d'intervalle ; l'urine analysée à trois reprises ne contient pas de sucre.

Le 16. — Le malade se trouve un peu mieux ; il mange une tranche de 90 grammes de rôti, un potage ; le soir un œuf, un litre de lait. Pas de sucre.

Le 17. — Pas de sucre dans l'urine. Nous donnons 200 grammes de sirop de glucose comme précédemment. Rien dans l'urine ; B... se lève très peu, son foie mesure 0^m,27.

Le 18. — Quelques maux de tête, un peu de conjonctivite. Une portion seulement.

Le 19. — Légère épistaxis.

Le 20. — Mieux notable. B... va au jardin.

Le 21. — On supprime le régime lacté sur la demande du malade qui mange avec appétit deux portions.

Les 22, 23, 24.—Même état. B... va au jardin ; l'ictère persiste et cependant l'état général s'améliore.

Le malade sort le 8 mai.

Observation X

Cirrhose atrophique à évolution relativement bénigne. — Pas de glycosurie alimentaire. (Roger, *Thèse* 1887.)

Le nommé M... Jean, âgé de 58 ans, ébéniste, entré à l'hôpital Tenon, salle Lelong, le 29 juin 1886.

Antécédents. — Prétend n'avoir eu qu'une bronchite, il y a 3 ou 4 ans.

Deux enfants bien portants.

Au mois de novembre dernier, le ventre a commencé à grossir. En même temps diarrhée. Le malade continua néanmoins à travailler ; il ne se soigna pas. Vers le mois d'avril, l'état général devint moins bon, il y eut un peu d'amaigrissement, les urines étaient rares et rouges. Oppression facile de temps en temps, douleur dans l'hypocondre et dans l'épaule du côté droit.

Pourtant l'appétit était conservé, les digestions faciles ; pas de vomissements, pas d'hémorroïdes, jamais d'épistaxis, jamais d'ictère.

Vers le commencement de juin, le malade s'apercevant qu'il s'affaiblissait considérablement vient consulter à l'hôpital et sur notre conseil il se décida, le 29 juin, à entrer dans le service.

État le jour de l'entrée. — Individu amaigri ; teint gris jaunâtre, sans qu'il y ait d'ictère, ventre considérable, météorisé ;

liquide ascitique assez peu abondant et se déplaçant très facile-
ment suivant les diverses positions qu'on donne au malade.

Développement très notable des veines sous-cutanées abdominales. Elles forment des traînées variqueuses s'étendant de l'ombilic vers la base du thorax.

La rate volumineuse peut être sentie par la palpation. A la
percussion, matité sur une hauteur de 7 centimètres.

Foie assez volumineux, débordant les fausses côtes d'environ
trois travers de doigt ; la surface du foie est lisse, la palpation
ne détermine pas de douleur.

Poumons, quelques frottements à la base du côté droit ; rien
dans le reste de la poitrine.

Pouls bondissant et dépressible. La pointe du cœur bat dans
le 5e espace.

Quant à la cause de l'altération hépatique, le malade avoue
avoir fait quelques excès de vin. De plus il aurait eu, dit-il, la
syphilis en 1870. Mais il s'agit plutôt d'un chancre mou qui a
laissé une cicatrice déprimée sur la verge et n'a été suivi d'aucune
manifestation secondaire.

Traitement. — Repos, régime lacté, deux pilules de calomel
à $0^{gr},01$.

Les jours suivants, le malade reste dans le même état, il se
lève tous les jours, a une garde-robe régulière ; mais il se plaint
de ne pas avoir de forces. Pourtant, il semble qu'il se fasse une
légère amélioration.

Le 14 juillet nous constatons une diminution notable de la
quantité du liquide ascitique. Pas de changement dans le volume
du foie.

A trois reprises, le sirop de sucre a été administré à ce malade et on n'a pu constater dans l'urine la moindre trace de glucose. Toxicité urinaire au-dessous de la normale.

II. — Cirrhoses avec glycosurie alimentaire positive.

A. — Les résultats positifs sont discontinus.

OBSERVATION XI (Personnelle)

Cirrhose atrophique avec glycosurie alimentaire positive par intermittences dans une première période, constamment positive pendant la période qui a précédé la mort.

R... Alfred, âgé de 56 ans, entre dans le service de M. Talamon, le 25 novembre 1897.

Pas d'antécédents héréditaires. Alcoolique de vieille date, jamais il n'a fait de maladies aiguës bien caractérisées ; mais de temps en temps, à la suite d'excès de boissons, il a des poussées aiguës d'embarras gastrique qui durent de huit à dix jours. Il a d'ailleurs depuis longtemps des cauchemars, du tremblement et des pituites.

Ses jambes ont commencé à enfler, puis son ventre, il y a environ trois mois. A son entrée, l'ascite est très abondante et la ponction permet de retirer 15 litres d'un liquide jaune ayant une densité de 1004.

La circulation veineuse collatérale est très marquée surtout dans le flanc droit.

Le foie est très petit, la rate volumineuse. Congestion à la base des deux poumons. Rien au cœur ni aux autres systèmes organiques.

Le 26, on lui donne 150 grammes de glucose et l'épreuve est nettement positive.

Le malade ayant été soumis au régime lacté pendant huit jours, on renouvelle l'épreuve avec la même quantité de sucre, cette fois, on ne trouve plus de sucre dans les urines.

Le malade se sentant mieux quitte l'hôpital quelques jours après, sa glycosurie est encore négative.

Le 15 décembre, il rentre pour une nouvelle ponction. L'épreuve faite le même jour donne de nouveau un résultat positif.

Le 16, on retire 12 litres de liquide et, deux jours après, la glycosurie est encore positive ; mais sous l'influence du repos et du régime lacté elle redevient négative 10 jours après.

Le malade revient à l'hôpital une troisième fois, le 25 janvier 1898 ; il est très déprimé. La ponction faite le lendemain donne issue à 13 litres de liquide, mais en dépit du régime et du repos, il ne reprend pas ses forces. En outre, il perd beaucoup de sang par des hémorroïdes qui ont fait leur apparition depuis sa sortie.

Il se cachectise de plus en plus et meurt le 22 février. Dans cette période de près d'un mois, la glycosurie fut recherchée 4 fois, elle fut constamment positive.

Observation XII

Cirrhose atrophique avec glycosurie alimentaire positive d'abord puis redevenant négative (Landouzy).

Service de M. le Pr Hardy, salle Saint-Charles, n° 27 (Charité).

Antécédents héréditaires : excellents.

Antécédents personnels : pas de syphilis, jamais de jaunisse ; point de fièvres intermittentes. A passé deux ans à Londres ne prenant pas de vin ; buvant de la bière et par hasard de l'eau-de-vie.

Début de la maladie actuelle. — En septembre 1876, à Londres, sans cause appréciable, malaise, douleurs de ventre siégeant surtout dans la région ombilicale, et apparaissant surtout après les repas. Peu de temps après, les douleurs semblent se fixer vers l'hypochondre gauche, douleurs peu vives ressemblant plutôt à une gêne continue qu'à une véritable douleur.

Cependant ni les forces, ni l'état général, ni l'appétit ne

semblent intéressés. Bientôt il s'aperçoit que le ventre grossit surtout par en bas.

Consulte divers médecins qui lui donnent des drastiques. Rentré en France l'année dernière, passe d'abord de longs mois à la campagne. Pas de douleurs ni de gonflement du ventre. Tout est arrêté. Puis il entre à la Charité le 11 juillet 1878. Jusque-là peu de troubles digestifs : selles à peu près régulières, sans diarrhées ; jamais d'hémorragie d'aucune sorte. On ne remarque aucune modification dans l'urine.

O..., fortement charpenté, encore assez musclé, a la figure amaigrie, un peu pâle, plaquée de rouge aux pommettes, pas de teinte cachectique. On ne peut pas dire que le malade ait le teint d'un cirrhotique. Partie supérieure du corps plus amaigrie, plus sèche que la partie inférieure.

Développement énorme de l'abdomen, forme d'outre à ventre inférieur. Circonférence au niveau de l'ombilic, $1^m,15$. Ventre manifestement distendu par une ascite énorme ; pas d'œdème de la paroi abdominale. C'est à peine si l'on voit sur les flancs et les hypochondres se dessiner quelques lignes bleuâtres correspondant au trajet des vaisseaux épigastriques. Absolument pas de douleurs spontanées ou provoquées. Impossibilité de limiter le foie exactement. Apyrexie complète.

Conservation des forces et de l'appétit. Urine normale et comme densité et comme quantité. Pas d'albumine. Après s'être assuré qu'il n'y a point de sucre, on soumet O... à 100 grammes de sirop de sucre par jour. Le premier jour on décèle le sucre dans les urines, puis l'analyse ne donne plus rien.

Alimentation ordinaire. Traitement K I : 1 gramme.

Etat général reste le même. A la fin de juillet paracentèse abdominale, 9 litres d'un liquide citrin.

Le foie examiné alors paraît diminué et la rate un peu plus grosse.

Le liquide se reforme rapidement ; on forme une nouvelle paracentèse.

Quelques jours après, O... quitte l'hôpital. Il va en Bourgogne où, par manière d'essai thérapeutique, il boit beaucoup de vin blanc.

Troubles digestifs, dyspepsie, constipation.

Le 19 novembre 1878, il rentre à la Charité amaigri, fatigué, pas de teinte spéciale ; anorexie presque complète.

Abdomen très distendu, même absence de circulation complémentaire très nette.

Circonférence ombilicale, $1^m,03$.

Rien aux poumons. Rien au cœur. Impossible de limiter le foie ni la rate, urines plus de 1 litre. D. 1025. Pas d'albumine, pas de sucre. Traitement K I, 1 gramme.

Le 21, O... se dit bien, l'appétit est revenu : il mange trois portions, un beafsteack au cresson chaque matin. Outre l'iodure, il prend 100 grammes de sucre chaque jour. Ce sucre n'apparaît pas dans son urine...

Le 17 janvier, O... quitte l'hôpital : état amélioré.

Observation XIII (Castaigne)

Cirrhose hypertrophique biliaire avec glycosurie alimentaire intermittente.

(Résumée in *Gaz. des hôpitaux*, 4 mars 1899.)

Cirrhose hypertrophique avec crises d'exacerbation ; au moment des poussées d'ictère avec fièvre, l'épreuve était positive ; puis, au bout de quelques semaines, il se produisait une crise polyurique et azoturique et l'épreuve devenait alors négative jusqu'à l'apparition d'une nouvelle poussée. Ce ne fut qu'à la fin de l'évolution de la cirrhose que la glycosurie devint permanente. Les accidents d'ictère grave apparurent alors rapidement et enlevèrent le malade.

Observation XIV

Cirrhose cardiaque avec glycosurie alimentaire intermittente.

(In Mémoire de MM. Achard et Castaigne ; résumée.)

D..., 65 ans, cardiaque ayant de temps en temps des crises d'asystolie avec retentissement marqué sur le foie. La perméabilité rénale explorée au moment et en dehors des crises a toujours été trouvée normale de même que l'absorption gastro-intestinale. L'épreuve de la glycosurie alimentaire a été faite deux fois : une fois en dehors et l'autre au moment des crises d'asystolie. En dehors des crises la glycosurie fut négative avec 200 grammes de glucose. Au cours d'une des ces crises 150 grammes donnèrent une glycosurie très nette qui apparut dès la première heure et se maintint sept heures.

B. — Les résultats positifs de l'épreuve du sucre sont permanents.

Observation XV (Personnelle.)

Cirrhose graisseuse à évolution rapide; glycosurie alimentaire constamment positive.

V. François, 28 ans, garçon coiffeur, a toujours été souffreteux ; il tousse depuis l'âge de 15 ans, ce qui ne l'a pas empêché d'ailleurs d'être déclaré apte au service militaire et envoyé en Tunisie puis au Tonkin. Il en revient réformé pour bronchite chronique, c'est-à-dire tuberculeux et de plus éthylique, buvant jusqu'à un litre d'absinthe par semaine, sans compter le vin et le rhum. A plusieurs reprises, il est entré à l'hôpital pour sa bronchite et il porte aux deux sommets du thorax des traces de pointes de feu multiples.

Le 20 septembre 1898 il est admis dans le service de M. Talamon.

Il se plaint de ressentir depuis quelques temps une sensation de fatigue qui lui rend tout travail impossible. A l'examen on constate des signes très nets de tuberculose : excavation au sommet et infiltration de tout le reste du poumon droit ; le gauche est moins profondément atteint, il est légèrement induré au sommet et semble intact dans le reste de son étendue.

Les signes d'alcoolisme sont manifestes : le malade a toutes les nuits des cauchemars, il a du tremblement, des pituites ; sa langue est saburrale et il a assez souvent des débâcles intestinales ; mais ce qui attire surtout l'attention, c'est l'existence d'un ictère léger et d'un foie énorme sans ascite.

L'ictère, très peu marqué sur les téguments, apparaît bien sur les conjonctives. L'urine donne avec l'acide nitrique nitreux un disque acajou de pigments biliaires modifiés ; dans le sérum on constate la présence de pigments biliaires normaux et anormaux.

Le foie déborde les fausses côtes de cinq travers de doigt, sa matité mesurée sur la ligne mamelonnaire est de 18 centimètres.

En raison de la fièvre du malade, de son hecticité et de ses lésions pulmonaires on porte le diagnostic de cirrhose hypertrophique graisseuse, confirmé d'ailleurs par l'évolution rapidement mortelle et l'autopsie faite le 12 octobre.

La glycosurie alimentaire recherchée trois fois fut constamment positive (150 gr. glucose. Durée d'élimination 10 à 12 h.).

OBSERVATION XVI (VALMONT)

Cirrhose atrophique.

C... Etienne, 43 ans, homme de peine.
Antécédents héréditaires. — Nuls.
Antécédents personnels. — Pneumonie. Prisonnier pendant la guerre, il contracte la fièvre typhoïde. Pas de syphilis.

Début de la maladie actuelle. — Au mois de janvier 1877 il s'aperçoit que son ventre grossit de jour en jour, mais jamais il n'a éprouvé de malaise ni de troubles digestifs ; sauf un peu de constipation et des hémorroïdes. Vers le commencement du mois de mai ses urines deviennent très foncées et tachent son linge. L'ictère apparaît sans douleur et sans fièvre ; en l'espace de huit jours il est devenu très foncé.

L'appétit était conservé, mais C... se sentait faible et travaillait difficilement, car son ventre était énorme. A la fin de mai il tomba d'une hauteur de 2 mètres sur le côté droit. Il ressentit pendant plusieurs jours de vives douleurs dans l'hypochondre droit, puis il nous affirme que l'ictère et le ballonnement du ventre augmentèrent rapidement à la suite de l'accident. Le 5 juin il entre à l'Hôtel-Dieu.

État actuel. — Homme de taille élevée, portant plus que son âge. Il pesait 90 kilogrammes avant sa maladie. Le bras et le thorax sont maigres, les jambes légèrement œdématiées, surtout au niveau des malléoles. La peau est colorée en jaune verdâtre, il y a des taches beaucoup plus foncées sur le devant de la poitrine.

Le ventre mesure $1^m,10$ au niveau de l'ombilic ; la peau est tendue, luisante ; on y voit des réseaux veineux superficiels. Matité partout sauf à l'ombilic. Sensation de flot à la palpation, le ventre est globuleux ; la dépression épigastrique a disparu.

Foie impossible à limiter ; il en est de même de la rate. Rien au cœur ni aux poumons. Le malade affirme avoir conservé son appétit, mais il n'ose pas manger parce qu'après les repas il est plus oppressé. 2 portions.

Deux pilules de digitale (poudre, extrait alc. : *aa* $0^{gr},02$).

Le 6. — Oppression considérable, pas de fièvre. T. 36,5. P. 70.

Le 7. — On fait la paracentèse abdominale, on retire 9 litres d'un liquide fortement coloré par les matières de la bile. Il contient par litre $2^{gr},25$ d'urée ; soit $20^{gr},25$.

Le soir repas copieux ; le malade a soif, on examine le foie qui donne une matité de o^m,o5 sur la ligne axillaire, la rate est volumineuse.

Le 8. — La plaie faite par le trocart laisse échapper du liquide ascitique, le malade est tout mouillé. Appétit assez bon, 2 portions.

Le 9. — La plaie du trocart est fermée, le ventre est un peu augmenté, même régime.

Les 10, 11, 12. — Bon appétit, 2 portions.

Le 13. — Eau de Sedlitz, une portion ; le ventre augmente de volume assez rapidement.

Les 14, 15, 16. — Même état. C... reste toujours couché.

Le 17. — L'ictère est moins intense, quelques douleurs lombaires. 2 portions.

Le 18. — Les membres inférieurs s'œdématient, le scrotum s'infiltre ; l'abdomen mesure 1^m,7. *On lui donne 200 grammes de sirop de glucose.* Une heure après l'ingestion on en trouve dans les urines, mais le soir plus rien. Le malade se plaint de beaucoup de gêne respiratoire.

Le 19. — Oppression. R. 28. Ne mange qu'une portion, pas de sucre dans l'urine.

Les 20, 21, 22. — Même état. Décubitus dorsal.

Les 23, 24, 25. — Le malade réclame la ponction, il est très gêné pour respirer.

Le 26. — Ponction qui donne 8 litres d'un liquide filant et fortement coloré.

Le 27. — C... se sent très affaibli, ne mange qu'une portion et boit beaucoup.

Le 28. — Même alimentation.

Le 29. — Faiblesse très grande, le ventre mesure déjà 1^m,o5.

Le 30. — C... a la figure fatiguée, la voix cassée. Il ne fait que sucer la viande qui lui est offerte.

1er *juillet.* — Oppression. Œdème considérable des jambes qui a persisté même après la ponction.

Le 2. — Potages, bouillon.

Le 3. — Même régime.

Le 4. — Oppression assez considérable, ventre énorme.

Le 5. — Au matin, il meurt d'une syncope pendant que l'on faisait son lit. Quantité moyenne d'urine 400 à 500 grammes. Urée 13 grammes.

Autopsie. — Foie type de cirrhose atrophique, pèse 800 grammes. Rate énorme. Rien de spécial dans les autres viscères. Nous n'avons pu nous procurer l'examen histologique.

OBSERVATION XVII (VALMONT, Obs. VI)

Cirrhose atrophique.

Service de M. Hérard. Salle Saint-Charles (Hôtel-Dieu).

S... Antoine, âgé de 64 ans, terrassier.

Antécédents héréditaires. — Mère morte hydropique.

Antécédents personnels. — Alcoolisme, pas de maladie.

Début de la maladie. — En mai 1876 son ventre augmente rapidement de volume, à tel point qu'il fut obligé d'interrompre son travail. Le mois suivant, nous dit-il, il eut une polyurie très abondante et son ventre diminua beaucoup de volume, si bien qu'il put reprendre ses occupations en juillet.

Rien de particulier jusqu'en mars 1878. Son ventre augmente progressivement. Il est constipé, l'appétit diminue considérablement. Pas de douleurs, œdème des malléoles. En juin, il fut obligé d'interrompre son travail. Diarrhées assez abondantes, il s'affaiblit et au mois d'août il est forcé d'entrer à l'Hôtel-Dieu. On lui donne de la digitale. Son état paraît s'améliorer un peu. Alternatives de diarrhées et de constipations. Son ventre reste très gros, ses jambes sont toujours enflées. Pas de ponction.

Le 15 janvier 1879, nous commençons à suivre le malade.

État actuel. — Homme profondément cachectique, teint terreux, maigreur squelettique de la face, des bras et du thorax. Ventre énorme mesurant 1^m,15. Veines sous-cutanées abdominales très développées. Ascite manifeste. Le foie est très petit ;

la rate volumineuse. Au cœur : souffle systolique à la base se prolongeant dans les vaisseaux du cou, artères athéromateuses. Quelques râles dans les poumons. Œdème énorme du scrotum et des membres inférieurs. Le malade a perdu l'appétit et ne mange guère ses deux portions.

Le 16. — Alimentation en partie végétale. Le malade a horreur de la viande. Deux portions, un litre de lait.

Le 17. — Même alimentation, même état.

Le 29. — Depuis le 17 nous avons suivi régulièrement le malade. Aucune modification dans son état : le ventre n'a pas augmenté de volume, son régime est identiquement le même.

Ce matin, une heure et demie après son repas, nous lui avons donné 150 grammes de glucose (sirop). Une heure et demie après l'ingestion, nous constations une grande quantité de sucre dans les urines. Dans la nuit le sucre existe encore.

Le 30. — Les urines ont été moins abondantes sous l'influence du sucre. Très denses D. 1060. Le saccharimètre y découvre 130 grammes de sucre. Il est vrai que le régime du 29 comme celui des journées précédentes était très amylacé.

Le 12 *février*. — Pas d'amélioration dans l'état du malade.

CONCLUSIONS

I. — Les résultats négatifs obtenus dans la recherche de la glycosurie alimentaire, au cours des cirrhoses, ne prouvent pas que la méthode soit à rejeter, car ils peuvent être dus :

a) A une erreur de technique (Obs. VIII) ;

b) A un trouble dans l'absorption gastro-intestinale (Obs. VI et VII) ;

c) A un trouble de la perméabilité rénale (Obs. I, II, III, IV, V).

Aussi, ne doit-on tenir pour résultats réellement négatifs que ceux dans lesquels on a constaté et trouvé normales les fonctions digestives et rénales. Ainsi compris, un résultat négatif signifie que la cellule hépatique est restée suffisante, quels que soient les autres signes cliniques et l'on est autorisé à porter un pronostic *relativement* bénin (Obs. IX et X).

II. — Les résultats positifs ont une valeur différente selon qu'ils sont intermittents ou permanents :

a) S'ils sont intermittents, ils indiquent que la cellule hépatique a subi un trouble fonctionnel passager et de ce fait le pronostic n'est pas immédiatement grave.

Ces troubles fonctionnels passagers, nous les avons

signalés au cours de la cirrhose atrophique (Obs. XII), mais c'est surtout au cours de la cirrhose hypertrophique biliaire (Obs. XIII) et des cirrhoses cardiaques (Obs. XIV) que la glycosurie alimentaire est intermittente, donnant un résultat positif seulement au moment des crises ;

b) Quand la glycosurie alimentaire est permanente, qu'elle le demeure après un long stade négatif ou intermittent (Obs. XI), ou d'emblée (Obs. XIV, XV et XVI), elle impose un pronostic toujours grave et rapidement fatal.

CHARTRES. — IMPRIMERIE DURAND, RUE FULBERT.

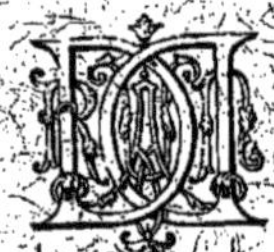

CHARTRES. — IMPRIMERIE DURAND, RUE FULBERT.